成果の出る
院内研修を演出する
看護のマネジメントサイクル

Gakken

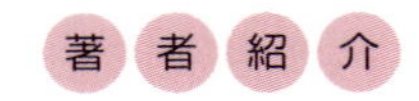

猪又克子（いのまた　かつこ）

済生会横浜市東部病院　副看護部長，元・北里大学病院　看護研修・教育センター長

●学歴

昭和60年月	弘前大学教育学部特別教科（看護）教員養成課程卒業
平成11年3月	北里大学大学院看護学研究科看護学（がん看護）専攻修士課程修了

●職歴

昭和60年4月	北里大学病院看護部（外科病棟勤務）
昭和63年4月	北里大学看護学部（基礎看護学助手）
平成6年4月	北里大学看護学部専任講師
平成16年4月	北里大学病院看護部教育科長
平成26年12月	北里大学病院医療支援部副部長，研修統括部副部長， 看護研修・教育センター長
平成28年4月	済生会横浜市東部病院副看護部長（教育担当）　現在に至る

●その他

平成20年	日本看護協会　新人教育担当者・責任者研修ガイドの策定に関する検討ワーキンググループ
平成21年	厚生労働省　新人看護職員研修に関する検討会
平成22年～28年	日本看護協会　教育委員会

●著作物

・猪又克子ほか監：ケアに活かす消化器系検査・処置マニュアル，学研メディカル秀潤社，2013.
・猪又克子ほか監：Photo＆Movie臨床看護技術パーフェクトナビ，学研メディカル秀潤社，2008.
・北里大学病院看護部（猪又克子，清水芳，臼井ゆかり監修・指導）：看護技術実習ポータブル，医学芸術社，2012.
・別府千恵，猪又克子：新人看護職員研修プログラムの構築法．新人看護職員研修の手引き―ガイドラインを活用した研修の実際，（坂本すが編），p.58-64，日本看護協会出版会，2011.
・猪又克子：がんケアの看護倫理．ケアの質を高める看護倫理―ジレンマを解決するために，（岡崎寿美子ほか編），p49-61，医歯薬出版株式会社，2002.

編集担当：黒田周作　　編集協力：杉山安菜
カバー・表紙デザイン：野村里香　　本文デザイン・DTP：児島明美　　本文イラスト：西脇けい子

はじめに

本書は，院内研修を企画・実施・評価する役割を担う看護職の皆様に向けて，院内研修を効果的に企画・実施・評価するための実践例を紹介した書籍です．

院内研修に関する現在までの背景としては，公益社団法人日本看護協会は2000年に公表した「継続教育の基準」を見直し，看護職の臨床研修等の努力義務化も踏まえ2012年に「継続教育の基準ver. 2」を公表しました．継続教育の基準は，専門職である看護職が個々に能力を開発・維持・向上し，自らキャリアを形成するための指針であると共に，看護職が一定水準以上の継続教育を受けられるように組織の教育提供体制および教育内容を充実させるための指針でもあります．さらに同協会は，臨床現場での活用を促進するために「『継続教育の基準ver. 2』活用のためのガイド」も作成しました．都道府県看護協会等で実施されている新人看護職員研修の研修責任者研修や教育担当者研修においても，新人看護職員研修そのものに特化した内容よりも，研修の企画・実施・評価に関する研修に移行し始めています．また，認定看護管理者教育課程のファーストレベル，セカンドレベルにおいても「院内研修の企画・実施・評価」の研修がカリキュラムに組まれています．

筆者は新人看護職員を対象にしたある研究に参加したことをきっかけに，看護基礎教育から北里大学病院・北里大学東病院の看護職員の教育に携わることになりました．この間，厚生労働省「新人看護職員研修に関する検討会」，公益社団法人日本看護協会「新人教育担当者・責任者研修ガイドの策定に関する検討ワーキング」，同協会教育委員会「継続教育の基準ver. 2」の作成等に参加しました．さらに，全国の研修会場で多くの看護職の皆様と出会い，そのやり取りから多くの学びを得ました．これらの体験も含め，北里大学病院・北里大学東病院の人材育成に関わる全ての仲間とともに，学習会や研修の受講，ディスカッションなどを通して，院内研修の企画・実施・評価を行ってきました．

人材育成には，2つの目的があります．

1つは，個人の能力を高め将来にわたり組織に貢献する意思を育むことで組織力を上げる，という組織のニーズを満たすことです．

もう1つは，新しい能力・知識・スキルを獲得し，自分の価値を高めていくプロセスを通して自己成長を感じるという個人のニーズを満たすことです．院内研修にはこの両方のニーズを満たすことが求められます．

筆者は教育効果測定に取り組むことで，組織のニーズと個々の看護職員のニーズを満たす研修を企画することができることを実感しました．本書では自身が中心になって企画した研修の実践例を紹介しながら，院内研修の企画と評価を中心に解説しております．

日々の看護管理や看護実践を行いながら院内研修の企画・実施・評価に取り組んでいる看護職の皆様の参考になることを願い，本書の作成に取り組みました．専門家の眼から見ると教育効果測定の理解にもの足りなさがあるかもしれませんが，一施設の実践例としてご理解ください．

北里大学病院・北里大学東病院では開院時から教育の専従者を配置し，「患者中心の看護」の実現に向けて継続教育に取り組んで参りました．両病院看護部の人材育成に関与された先輩の方々をはじめ，北里の看護に貢献されてきた多くの看護職員に支えられ，この11年間人材育成に取り組むことができましたことに感謝いたします．

また，北里大学病院看護研修・教育センターにおける実践例を書籍化するにあたり，快諾してくださった看護部長をはじめ看護部の皆様にお礼申し上げます．

2016年12月

猪又克子

CONTENTS

Ⅱ章

Ⅲ章

Ⅳ章

資料掲載ページ

序章

人材育成におけるPDCAサイクル

序章 人材育成における PDCAサイクル

1 人材育成の目的

人材育成には大きく2つの目的がある．

1つは組織から見た目的で，個人の能力と将来にわたり組織に貢献する可能性を高め，組織力を上げることである．人材育成は，組織の能力を高め，ほかの施設との差別化をするために必要な「人材という資源」を獲得するための重要な投資であると考える．

もう1つは個人から見た目的で，新しい知識，態度・習慣，技能を獲得し，自分の価値を高めていくプロセスを通して自己成長が感じられることである．

そして，これら2つの目的を融合させることが管理者の役割であると考える．

2 教育評価へのPDCAサイクルの活用

人材育成においてはマネジメントサイクルを回すことが大切である．つまり院内研修もマネジメントサイクルの1つである「PDCAサイクルを回す」という考えがなければうまくいかない．

PDCAサイクルとは，品質管理に適応されていた考え方で，「Plan（計画）→ Do（実行）→ Check（評価）→ Act（改善）の4段階を繰り返すことによって，業務を継続的に改善する」

マネジメントサイクル
マネジメントを実行するプロセスには，計画・組織化・指揮・統制の各要素について，PDCAサイクルを繰り返し，よい状態をつくり維持していくことが必要で，そのことをマネジメントサイクルという．

手法である[1]．

PDCAサイクルについては，文部科学省「教育振興基本計画について」（平成20年7月1日閣議決定）の「第3章　今後5年間に総合的かつ計画的に取り組むべき施策」の中でも，教育に関する施策を「横断的に捉え直し，教育施策の総合的な推進を図ることを意図」し，「各施策を通じてPDCAサイクルを重視し，より効率的で効果的な教育の実現を目指す」旨が「基本的考え方」として述べられている[2]．

また，非政府団体として技術者教育プログラムの認定・審査を行っている日本技術者教育認定機構（JABEE）の認定基準においても同様に，PDCAサイクルを回すことが要求されている[3]．

このように教育現場でも，学校評価・教育評価の視点に「PDCAサイクル」が活用されるようになっている．PDCAサイクルが1回で終了するのではなく，継続的に繰り返し回すことができれば，教育研修が場あたり的なものでなく，継続した教育へと変わっていくからである．

3 院内研修における PDCAサイクルの活用

筆者が講師をする研修会で，「評価がむずかしい」「改善策が見つからない」という声をよく耳にする．これは院内研修においてPDCAサイクルをうまく回せていないことが考えられる．

製造業の場合には，製品に求められる機能や仕様が明確で評価・改善点が見つけやすいが，院内研修における製品にあたる「知識」や「態度・習慣」，「技能」は，評価に困難さがつきまとう．したがって院内研修の効果は測定しにくくあいまいになりがちで，受講生の満足度のみを評価の指標にしている現状を筆者は目にする．そのため，実行（D）した結果の分析を十分に行わず，改善（A）につながらないままに再度実行（D）

しているという「PDPD……」の繰り返しになっていることが多いといえる．

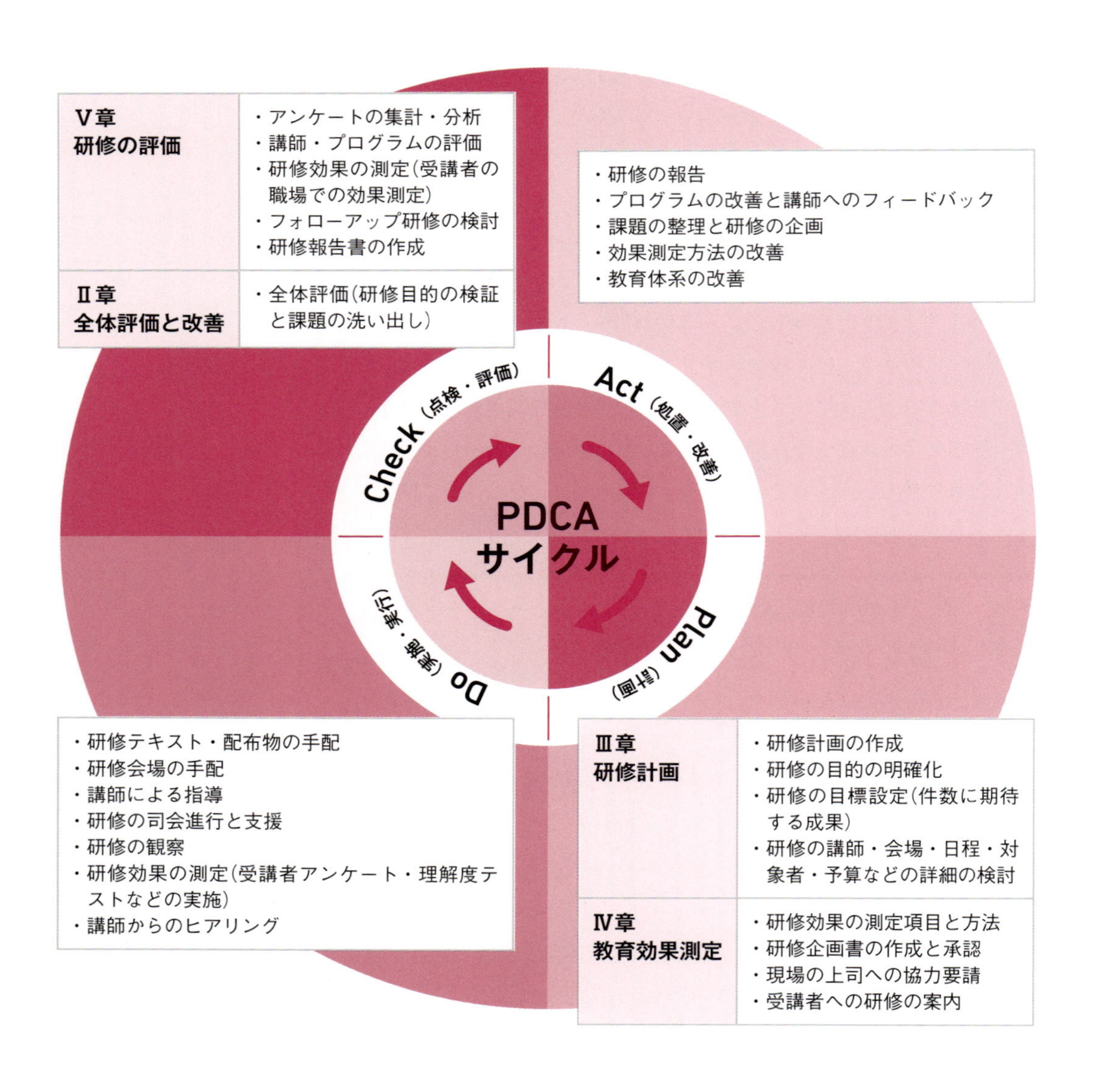

図1　院内研修におけるPDCA（CAPDC）サイクル

しかし，むずかしいからといって評価をしなくてもいいはずはない．また，無理に何かを変えようと「走りながら考える」院内研修をしていると，評価(C)に十分な時間がとれず，とりあえず計画(P)して実行(D)してみたということにもなりかねない．

したがって院内研修においてPDCAサイクルをうまく回すためには，①計画を立てる前に事前評価(Ⅱ章「全体評価」を参照)を十分に行うことと，②項目を絞って評価を行うことを重視するとよい．

本書では，P→D→C→Aではなく，筆者が行ってきた「C(全体評価)→A(改善)→P(研修企画)→D(研修実施)→C(個々の研修評価)」のサイクル(**図1**)での具体例とともに，それらのポイントについて述べる．

なお，「研修」とは，教示された作業のパフォーマンスが容認可能な範囲に達することであり，「教育」とは，潜在的な能力や性質を引き出し発達させることである[4)]．したがって，本書では院内研修で教示された作業のパフォーマンスが容認可能な範囲に達することを目指すのが主眼のため，「研修」という用語を使用する．

引用・参考文献

1) 井部俊子ほか監：看護管理学習テキスト　第3巻　看護マネジメント論．第2版，p.49，日本看護協会出版会，2011．
2) 文部科学省：第1期教育振興基本計画，2008．http://www.mext.go.jp/a_menu/keikaku/detail/__icsFiles/afieldfile/2013/05/16/1335023_002.pdfより2016年10月14日検索
3) 一般社団法人日本技術者教育認定機構：日本技術者教育認定基準　共通基準(2012年度～)，2013.http://www.jabee.org/accreditation/basis/accreditation_criteria_doc/より2016年11月17日検索
4) R. M. ガニェほか:インストラクショナルデザインの原理，(鈴木克明ほか監訳)，北大路書房，p.55，2007．

Memo

Ⅰ章

人材育成に必要な学習理論

I 人材育成に必要な学習理論

1 状況適応能力を高める学習理論の活用

日本看護管理学会年次大会で，「新卒看護師の社会化　教育心理学からみた現状と課題─学校で得た知識を臨床にどう活かすか─」[1]という講演を聞く機会があった．「習ったはずの知識が現場で使えない」がキーワードで，義務教育で学習した原理・原則・法則の例から看護学生のアセスメントの事例にまで話が及んだ．

「教えられた抽象的な法則を課題に演繹的に適用して解決を行う」という知識の変換作業がままならない場面が少なくない現状について報告され，「学習者が自ら解決したい問いをつくる（問題の設定を行う）ことが重要である」と締めくくられた．

筆者はその講演を聞きながら，新人看護職員の教育のことを考えていた．新人看護職員は，「どのようにするか」を覚える「基本的能力（仕事を遂行する上で必要な基本的知識・技術）」はあるが，「何をすべきか」を自ら考えて動く能力，つまり「状況適応能力（状況に合わせて自ら主体的に問題を解決できる応用能力）」が不十分である．新人看護職員のうちに状況適応能力を育成しなければ，状況適応能力が未熟な看護職員ばかりの組織になってしまう．新人看護職員のうちに状況適応能力を高めるためには，経験を重視する学習理論の活用が重要だと改めて考えた．

本書で数ある教育学の理論をすべて解説することはできな

いが，看護継続教育にかかわる上で重要だと考える「成人学習理論」と「経験学習理論」について触れる.

2 ノールズの成人学習理論

❶ペダゴジーとアンドラゴジー

教育とは，元来，子どもの学習ととらえられてきた．子どもの学習は「教える」モデル（ペダゴジー：pedagogy）であり，それに対し成人の学習は「自ら学ぶことを支援する」モデルという違いがある．この成人の学習理論は，アンドラゴジー（andragogy）とよばれている.

アンドラゴジーとは，1960年代に教育者のマルカム・ノールズ（M. Knowles）によって体系化された成人学習理論である．ノールズは成人学習理論について，「自己概念・経験の役割・学習へのレディネス・学習への方向づけという4点において，成人と子どもとは異なる学習特性がある」[2]としている（**表1**）.

学習特性は，人間が成熟するにつれて，次のように変化す

マルカム・ノールズ (Malcolm Knowles, 1913 -1997)[3, 4, 5]

1913年アメリカ・モンタナ州に生まれる．ハーバード大学卒業後，1934年から39年までの5年間，マサチューセッツ州の全米青年育成事業の非常勤指導を行う．1973年のある会合において，「あなたは成人教育者ですね」とある人物から指摘され，自分の天職だと思うようになる．1949年にシカゴ大学で修士号を取得，1960年には博士号を授与される.

1940年から50年まで，ボストン，デトロイト，シカゴのYMCAにて成人教育の実践に携わる．51年から59年まで，アメリカ成人教育協会の事務局長に就き，61年からボストン大学で教育学と成人教育の教授となる．67年にユーゴスラビアのデュサン・サヴィチェヴィッチからアンドゴラジー概念を学び，70年に彼の主著『成人教育の現代的実践（The Modern Practice of Education:Andragogy Versus Pedagogy）』が刊行される．74年からはノースキャロライナ州立大学に移り，成人教育の研究と教育に携わり79年に定年退職する.

るととらえられている.
①自己概念は依存的なパーソナリティのものから，自己決定的なものになっていく，
②人間は経験をよりいっそう蓄積するようになるが，これが学習へのきわめて豊かな資源になっていく，
③学習へのレディネスは，よりいっそう社会的役割の発達課題に向けられていく，
④時間的見通しは，知識を得たすこし後になってからの応用から即時性のある応用へと変化していく，

表1　ペダゴジーとアンドラゴジーの比較

項目	ペダゴジー	アンドラゴジー
学習者の概念	学習者の役割は，はっきり依存的なものである．教師は，何を，いつ，どのようにして学ぶか，あるいは学んだかを決定する強い責任をもつよう社会から期待されている．	人間が成長するにつれて，依存的状態から自己決定性が増大していくことは，個人差や生活状況による差はみられるがしぜんなことである．もちろん教師は，この変化を促進し，高めるという責任をもつ．成人は，特定の過渡的状況では依存的であるかもしれないが，一般的には，自己決定的でありたいという深い心理的ニーズをもっている．
学習者の経験の役割	学習者が学習状況に持ち込む経験は，あまり価値を置かれない．それゆえ，教育における基本的技法は，伝達的手法である．	人間は，成長・発達するにつれて経験の貯えを蓄積するようになるが，これは，自分自身および他者にとってのいっそう豊かな学習資源となるのである．さらに，人びとは，受動的に受け取った学習よりも，経験から得た学習によりいっそうの意味を付与する．それゆえ，教育における基本的技法は，経験的手法である．
学習へのレディネス	人びとは，社会(とくに学校)が学ぶべきだということをすべて学習しようとする．学習は，画一的で学習者に段階ごとの進展がみられる，かなり標準化されたカリキュラムの中に組み込まれるべきである．	現実生活の課題や問題によりうまく対処しうる学習の必要性を実感したときに，人々は何かを学習しようとする．
学習への方向づけ	学習者は，教育を教科内容を習得するプロセスとしてみる．彼らが理解することがらの多くは，人生のもう少しあとになってから有用となるものである．学習への方向づけにおいて，教科中心的である．	学習者は，教育を，自分の生活上の可能性を十分開くような力を高めていくプロセスとしてみる．彼らは，今日得たあらゆる知識や技能を，明日をより効果的に生きるために応用できるよう望む．学習への方向づけにおいて，課題達成中心的である．

マルカム・ノールズ：成人教育の現代的実践―ペダゴジーからアンドラゴジーへ，(堀薫夫ほか監訳)，p.39，鳳書房，2002．を抜粋して著者作成

それゆえ，学習への方向づけは，教科中心的なものから課題達成中心的なものへと変化していく．

❷ 学習者の概念：成人は自律した学習者である

子どもから成人になるにつれて，人間は他者に依存している状態から次第に自律的になり，受け身の状態から主体的に成長していく．それにつれて，学ぶ内容や学習計画などについても自分自身で決めたいという心理的要求が生じるようになり，より自己決定的になる．

したがって，成人学習者に対して教育を行う場合，成人のもつ自律性と自らの学びをコントロールできる能力を尊重しなければならない．すなわち，指導者は学習者に何かを教えるのではなく，学習者と学びの対象とをコーディネートする存在になるということが重要である．

一方で，ノールズは「成人は，多くの固定した思考の習癖やパターンを有しており，この点ではあまり開放的ではない」[6]とも指摘している．自ら考えるよりも，教わったことを覚える学習パターン，つまり受動的な学習に慣れている場合には，その学習経験に基づいた学習観や習癖が身につき，固定化され，成人であっても自己決定的に学習できるとはかぎらない．また，このような成人が指導者になった場合には，「教え込み／詰め込み型教育」をしやすいと考えられる．

❸ 学習者の経験の役割：成人の過去の経験は，豊かな学習資源である

成人は，成長する過程で学習のための資源となりうるさまざまな経験をしている．その経験を基盤に新しいことをうまくつなぎ合わせて発展させていくほうが，受動的な学習よりはるかに効果的・効率的な学習だといえる．学習者の経験を本人や他者の学習資源として活かすために，経験を共有する対話やグループワークなどの体験的な学習，とくに日々ケアをしている患者に関するカンファレンスは効果的である．

このように学習を強化するために，成人のもつ豊かな経験を活用すべきである．人はさまざまな経験を通じて人間形成されていくため，経験を否定されると，自分自身を否定されたと感じる．

❹学習へのレディネス：社会的発達段階にあるときに学ぶ意欲は高まる

子どもの場合は，生理的・精神的な発達時期にそれほど大差がないため，段階に対応した画一的な学習が提供される．

それに対して成人の場合は，社会的な発達段階，すなわち結婚，子育て，あるいは社会人になったとき，職位が高くなったとき，新たな業務にチャレンジしたりステップアップのための転職をしたときなどに学習する必要性を感じる．このようなときは学ぶ意欲に満ちており，提示された情報はより容易に理解される．

❺学習への方向づけ：課題や問題に基づいて導かれる

子どもは，将来どのような職に就くかが明確になっていないため，どのような状況にもある程度対応できるように，幅広い知識を体系的に学ばなければならない．

しかし，成人は，疑問に感じる問題やそのときに直面している問題を解決するために必要な知識や方法を学ぼうとする．したがって，成人学習者が感じている必要性に応える研修が行われれば，学習経験はより効果的になる．

成人学習者は，実用的・実践的な(すぐ役立ちそうな)内容で，自分の興味関心に合致し，学ぶ意味(目的・目標，動機，仕事との関係)がはっきりしないと積極的に学ばない．逆に，それらが確認できると，成人学習者は自分の経験に即しながら自律的に(放っておいても)学習を進めることができるといわれている[7)]．

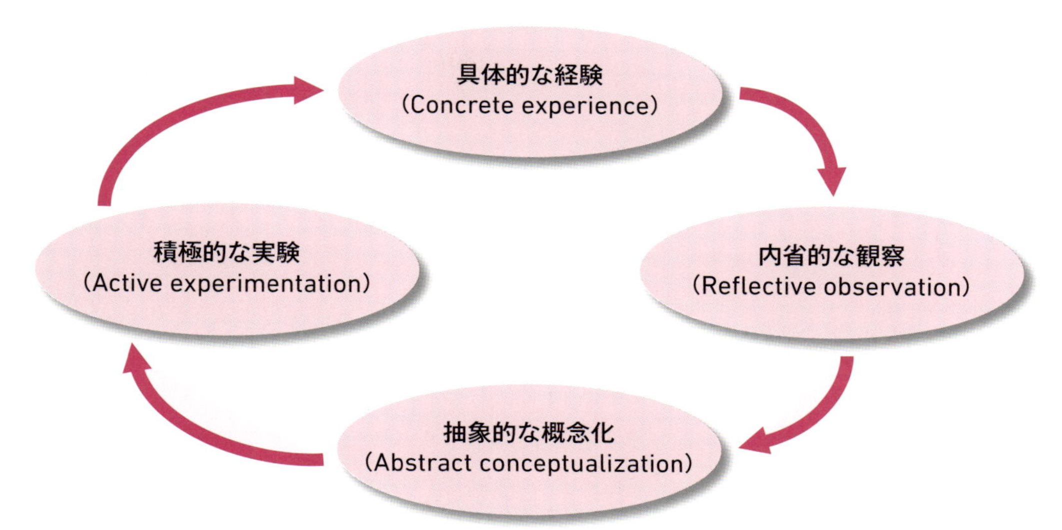

図2　経験学習サイクル

松尾睦：経験からの学習―プロフェッショナルへの成長プロセス，p.63，同文舘出版，2006.より引用
(Kolb D.A.: Experiential Learning: Experience as the Source of Learning and Development, Prientice-Hall, 1984を参照して作成)

3　コルブの経験学習理論

❶経験学習サイクル

自分が実際に経験したことから学びを得ることを「経験学習」という．組織行動学者のデービッド・コルブ(D. A. Kolb)は学習について「経験を変換することで知識を創りだすプロセス」と定義した上で，**図2**に示す4つのステップ「具体的な経験→内省的な観察→抽象的な概念化→積極的な実験」からなる「経験学習理論」を提唱した(**図2**)[8, 9, 10]．

「何か活動を行った後(具体的な経験)，それを振り返り深く内省し(内省的な観察)，成功したあるいは失敗した要因を抽出し(抽象的な概念化)，それを次に活かしてみる(積極的な実験)」というサイクルを繰り返すことで，人は学び，成長していく．したがって，知識やスキルを学ぶのではなく，「学び方を学ぶ」ことが大切である[11]．

❷ 具体的な経験

経験学習サイクル(**図2**)の出発点は，具体的な経験である．人は，日々の生活における成功や失敗の経験からさまざまな学びを得ている．しかし，時間には限りがあるため，すべての経験を内省的に観察することはできない．したがって，経験から学ぶことができる良質な業務経験を選択することが学びに必要になる．

「反省的実践家(reflective practitioner)」の概念を提唱した哲学者のドナルド・ショーン(D. A. Schön)は，予測しなかった結果に出会うことができる経験を良質な経験としている[12]．中原はコルブを参照して，「実践体験のなかで，学習者はその後の活動に役立つようなエピソード的経験(成功体験・失敗体験)を積んでいく」としている[13]．

❸ 内省的な観察(省察)

内省的な観察とは，具体的な経験を自ら振り返ることである．予測しなかった結果をもたらした経験をもとにして，失敗の原因は何だったのか，あるいは成功したのはなぜなのかを深く考えることである．考察にいたらなくても，経験したことを自分なりに理解でき，腑に落ちるという内省を行わなければ，経験はそのまま流れ去り，学習にはつながらない．

具体的経験を内省的な観察につなげていく過程を，看護学生や新人看護職員が1人で辿ることや仕事の傍らで行うことは困難である．なぜなら自分1人のいつもどおりの視点や価値観で考えていても新しい気づきは得られず，いつも同じ考えに落ち着き，いつもどおりの行動を繰り返すだけだからである．

したがって，指導者はこの具体的経験を内省的な観察に繋げていく過程にうまくかかわり，多様な観点で振り返ることを支援する必要がある．指導者としてかかわる際には，「考えさせる」ことが重要である．たとえば，「患者の立場なら……」「家族の立場なら……」「上司の立場なら……」「効率から

反省的実践家[14]

反省的実践家(reflective practitioner)とは，ショーンの提示する専門化像を示す概念である．行為の最中にも意識はそれらの出来事をモニターするという反省的洞察をおこなっており，このことが行為そのものの効果を支えているとする洞察を，ショーンは「行為の中の省察 reflecting-in-action」，その行為者を「反省的実践家 reflective practitioner」と呼んでいる．同名の著作『反省的実践家』(1983)は，この反省的実践家の重要性を描きつつ，実際にはこの実践がいかに難しいものであるのかを説いている．

みると……」などのように，考える立場や観点を明確にして問いかける．また，「患者Aさんと患者Bさんの違いは……」「Aの方法とBの方法の違いは……」などのように対比させる質問をすることで，考えを深めさせることもできる．

状況によっては，「あなたの行動により，最悪どのようなことが起こるでしょうか？」「この場合，患者さんはどのような行動をとるでしょうか？」などの場面を想定させるような質問で，なぜそうするのか，なぜそうしてはいけないのかを意識できるようにかかわる必要がある．

❹ 抽象的な概念化

振り返った内容は，今後もほかの場面で活用できるように概念化し教訓とする．概念化とは，本質的な要素を抽出することである．

たとえば，ある患者とのかかわりの「内省的な観察」から，「いきなり術後の経過の説明をするよりも，患者の病気や手術に対する気持ちを聴いた後で，具体的な説明をしたときのほうが，どうも術前・術後の経過がよいようだ」

「患者の手術に対する気持ちを確認後，具体的な説明をすれば安心して手術が受けられる」

「患者に説明をするときは，相手の思いを聴いた上で自分が伝えたいことを話す」

といったことに気づき，今後に役立つ教訓をつかむことである．

または，体系的に整理された既存の理論と経験から気づいた自己の考えを照らし合わせながら，自分の看護観を構築するということも1つの方法である．

❺ 積極的な実験

このようにしてつくり出された教訓や看護観は，まだ完全ではなく，仮説の段階である．新しい場面で実際に試してみる段階が必要である．しかし，100％完璧でなくとも使いながら成長させていくことが重要である．

このような経験学習サイクルのプロセスを踏んで行くことで，人は学習し，さまざまな状況に適応するための行動を生み出していく能力を身につける．そして，その後もさらにこのプロセスを継続的に繰り返すことで学習し，成長していくのである．

4 経験学習を通じた人材育成

❶ 研修プログラムとしての経験学習の提供

経験学習を人材育成に活用する方法には，①研修プログラムとして提供する方法と，②OJT（On the Job Training）を通じて実施する方法とが考えられる．

研修プログラムとして提供する場合は，臨床現場での経験を院内研修で振り返り，経験から学ぶことをねらいとする．

OJTとOff-JT[15, 16]

OJT（On the Job Training）とは，先輩や上司と共に仕事をしながら業務に必要な知識や技術を学ぶことである．研修などで体系的に得られた知識を，現場で実践・応用する技術や能力を高めることができる．日常業務を通して行われるため時間や場所の制約がなく，個々の理解度にあわせて計画・実施・評価でき，成長過程も把握しやすい．

Off-JT（Off the Job Training）は集合研修ともよばれ，業務の場を離れて集団で体系的な知識や技術を学ぶことである．場合によってはグループワークなどを行い，参加者同士が対話を通じて自分自身の経験を振り返ることで成長する好機にもなる．また，ニーズを同じとする参加者の集まりは一度に大勢を教育できるだけでなく，連帯感を高める効果やモチベーションアップも望める．

また，受講者に研修目的につながるような経験を事前課題として実践させ，院内研修でほかの受講者や指導者からの意見もフィードバックしてもらい，関連する看護理論を学びながら自分の経験と照らしあわせる方法も有効である．

われわれ研修担当者がかかわる対象者は，成人学習者である．したがって，学習者の自己決定権を尊重し，研修担当者は「教える」のではなく，「学習活動を支援する」研修の企画を考えなければならない．

集合研修は，自己学習では達成できない学習目標を達成するための手助けの場であり，日々の経験を整理する場でもある．知識を伝達する講義スタイルだけにこだわらず，受講者どうしが自らの経験を出しあい，整理するための場の提供と対話を促進させるファシリテーターとしての役割が重要である．

そして，学習者が日常業務の中でも絶えず経験学習サイクルを回すことができるようになれば，前述した状況適応能力の高い看護職員による組織になるのではないかと考える．良質な経験を積ませることが，優れた人材を育成するカギになる．それは，臨床の場が学びを促進する上で，優れた環境であることを意味する．

ファシリテーターとは[17, 18]

ファシリテーション(facilitation)とは，集団において中立的な立場からプロセスを舵取りし，チームが最大の成果を上げられるよう支援する働きである．その役割を担うのがファシリテーターであり，「協働促進者」あるいは「共創支援者」とも言われる．

ファシリテーションのポイントは2つある．まず，活動の内容(意見の良し悪し等)には踏み込まず，結論に導くプロセスのみを舵取りすることである．すると，活動の主導権はファシリテーターにありながらも，結論に対する主体性をチーム全員が持つことができる．つぎに，第三者的な立場でいることである．個々の意見をジャッジしないことで，メンバーの納得度が高い客観的な結果に繋げることができる．

これら2つが揃うとファシリテーターへの信頼感が生まれ，個々の働きと能力の促進・活性化につながり，相乗効果が発揮されチームの自立性を高めることができる．

❷ 気づきにつながる経験の場づくり

経験学習サイクルのスタートである「具体的な経験」は，臨床現場で起こる．したがって，現場で上司や先輩がOJTを通じて経験学習を支援するほうがより現実的で効果がある．

支援方法の1つは，経験を一緒に振り返り，対話を通して気づきを引き出すことである．その際の問いかけは「③内省的な観察（省察）」（p.14）で記述した．

もう1つの方法が，「気づきにつながる経験の場を意図的につくること」である（**資料1**）．

資料1　具体的な経験の場を意図的につくる

指導場面の再構成

場面

新人看護師Aさんの担当患者であるBさんは，ベッド上安静で体動時に苦痛が伴い，言語的なコミュニケーションが困難．吸引や全面的なADL介助が必要だった．

その日，Bさんは，朝，腫瘍から出血があり，医師による処置を受けた後，9時から10時ごろにかけて5分とあけずにナースコールを鳴らし，AさんはBさんのもとに足を運び続けていた．

AさんはBさんのおむつ交換をすると，リーダーの私に報告をしてきた．私は患者のケア度と安楽を考え，Aさんと2人でケアに入ることにした．

私が知覚したこと
（私が見たこと・聞いたこと）

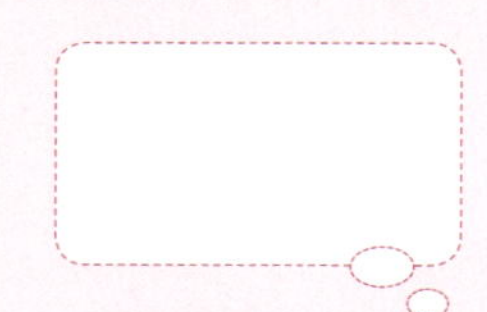

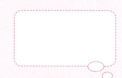

私が考え，感じたこと

私が言ったり，行ったりしたこと

10時ごろ――

1 Bさんの陰部洗浄とおむつ交換に入ります

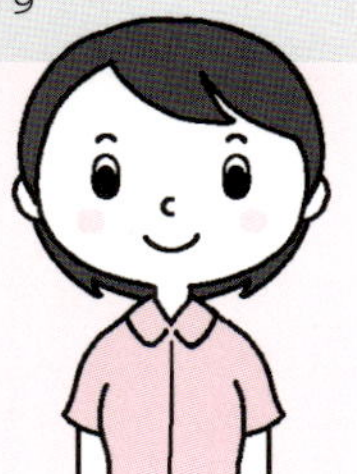

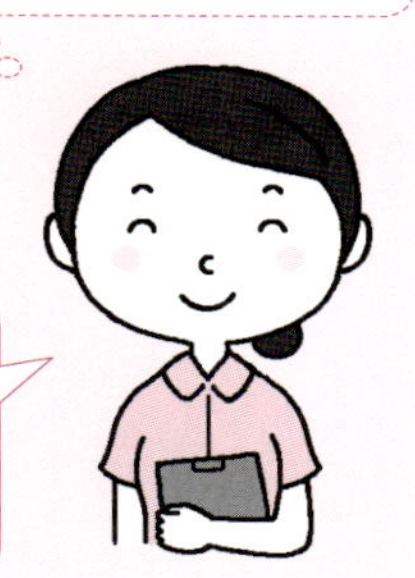

2 患者の状況を考えて2人でケアをしたほうがよいな．ナースコールが頻回に鳴っているから，患者に何か不快なことがあるかもしれない．Aさんは対応に困っているだろうから，私が一緒にケアに入ろう

3 Bさんの安楽を考えると，2人でケアを手早く行ったほうがいいと思うので一緒にやりましょう

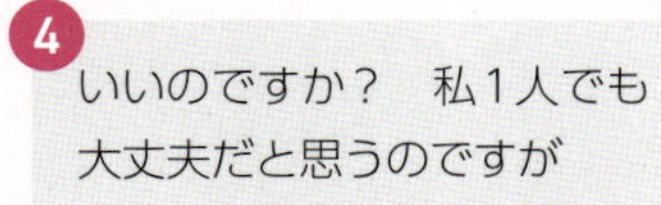

4 いいのですか？　私1人でも大丈夫だと思うのですが

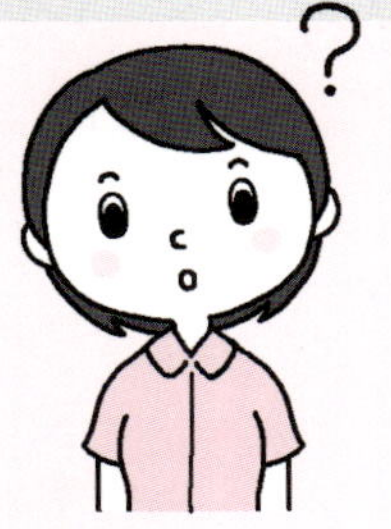

5 Aさんは，1人で重症な患者のケアを行えるようになったことに価値を置いているのか，私に気を遣っているのか，どちらかだろう．今のような場合は患者さんを第一に考えられるようになってほしい

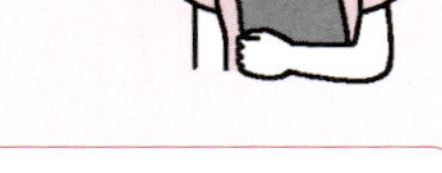

6 ③を繰り返し，2人で行うことを提案する．その後，2人でBさんのケアを10分ほどで行った

資料1続く➡

資料１続き

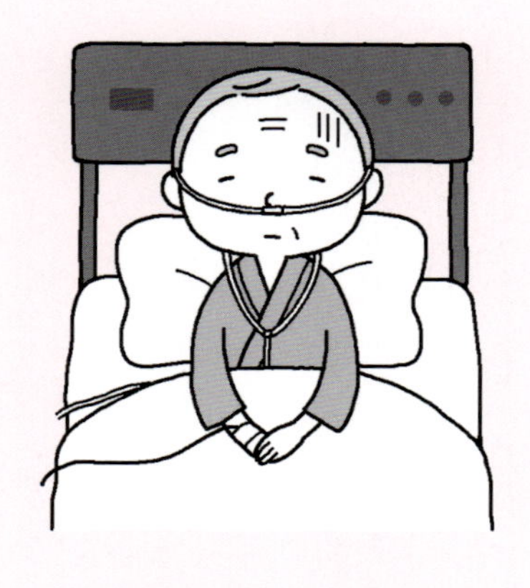

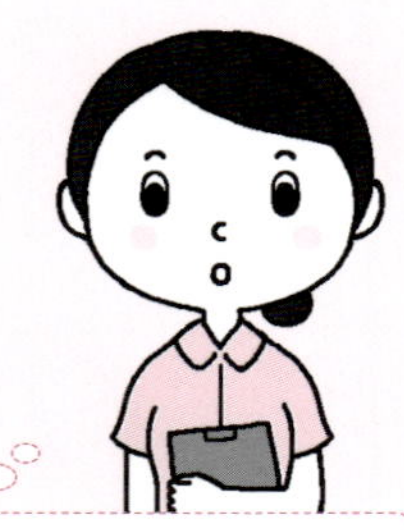

❼ Bさんは，ずいぶん発汗しているな．腫瘍からの滲出液で寝衣も汚染している．倦怠感があるかもしれないが，不快だろうから着替えも一緒にしたほうがいいな．このケアを通して，Aさんが何か感じてくれるといいな

❽ Bさんに着替えも一緒にするか尋ねるとうなずいたため，引き続き清拭を行うことをAさんに伝え，ほかの患者さんの処置の進捗状況について確認した

❾ まだ10時の処置が終わっていません．○○と○○が残っています

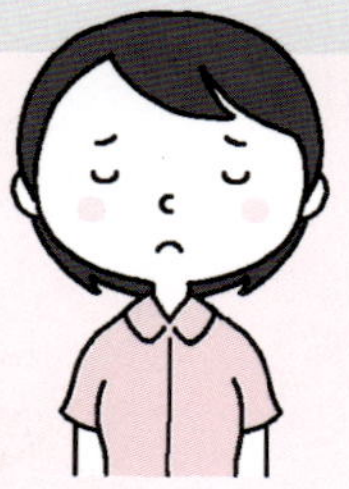

❿ 業務の進め方について考えられている点は成長したな．でも，今，Bさんのケアを行うことが重要であることをわかってほしいな

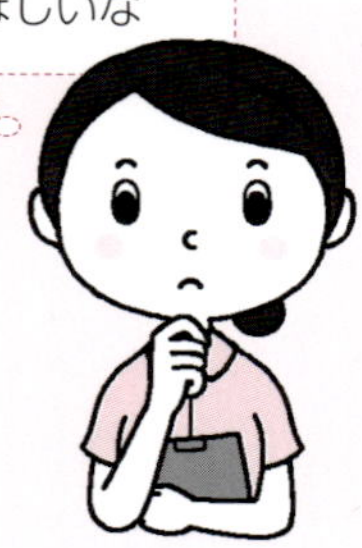

11

私は仕事を調整し，Aさんとともにケアを継続した．清潔ケアとともにBさんの言葉を聞きながら，不快な症状を取り除くようにしてケアを終了した(30分程度)．その後，Bさんからのナースコールは少なくなり，休息がとれている様子があった

11時ごろ―― Aさんからの報告を受けている場面(10分程度)

12

ありがとうございました．午前中に清拭が終わってよかったです

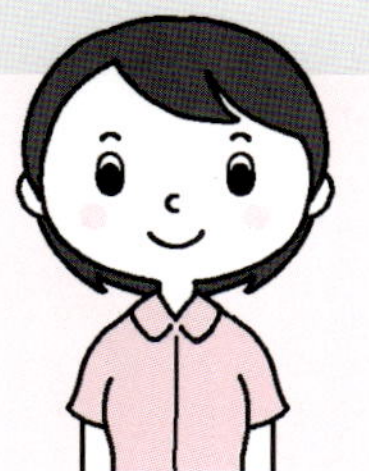

13

Aさんは，Bさんのケアが午後に残ると業務が圧迫されることを体感しているから，終わったことに安堵している．ナースコールが頻回に鳴っていたことをどのように考えているのだろう？　この機会に何か感じとってほしい

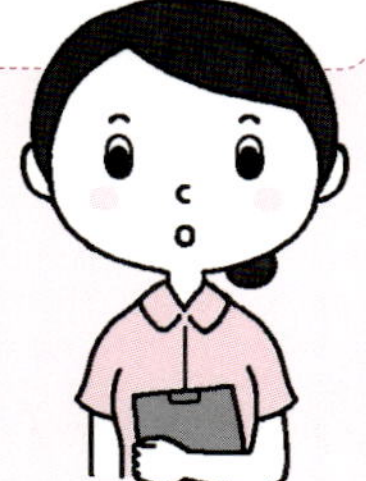

14

ナースコールが頻繁に鳴っていたけれど，どう思っていたの？

15

行くたびに吸引をしてほしいとのことで吸引をしていたのですが，痰は引けませんでした

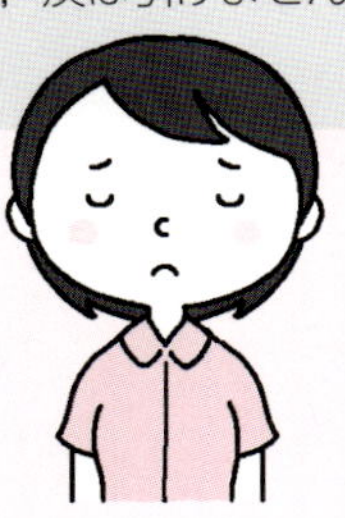

16

患者が不快だったことや，朝に出血があったことに不安があったことを感じとってくれるといいな．そして，ケアをしたことで心身の安楽が得られたことに気づいてくれるといいな

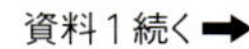

資料1続く➡

資料１続き

17 Aさんに，私が患者の安楽を考えてケアをしたことについて伝えた

ケアをした後，Bさんからのナースコールがなくなったと思わない？ これはケアをしたことで患者の苦痛が軽減したと考えられるけど，どう思う？

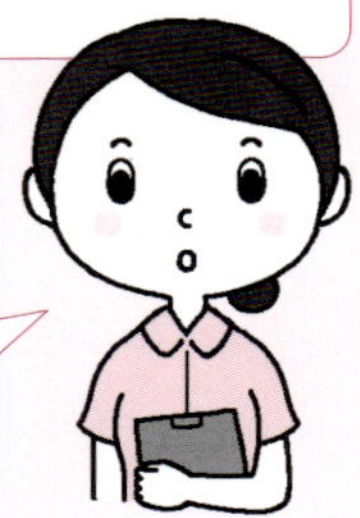

18 そういえば……そうですね．ナースコールを受けることに必死でした．ほかの仕事もあるし……

19 Bさんに行ったケアは時間がかかったかもしれないけれど，そのことでBさんは安楽になったと思う．5分おきにナースコールに出て，吸引して帰ってくるよりも，5分患者のもとに座って，何か不快なことがないか，心配なことがないかを聞くことで，Aさん自身も落ち着いてケアができると思うよ

引用・参考文献

1）佐藤淳：新卒看護師の社会化 教育心理学からみた現状と課題―学校で得た知識を臨床にどう活かすか，日本看護管理学会年次大会講演抄録集，16：77，2012.
2）マルカム・ノールズ：成人教育の現代的実践―ペダゴジーからアンドラゴジーへ，（堀薫夫ほか監訳），p.13-23，鳳書房，2002.
3）マルカム・ノールズ：成人教育の現代的実践―ペダゴジーからアンドラゴジーへ，（堀薫夫ほか監訳），p.548-550，鳳書房，2002.
4）Knowles, M.S.：The Making of an Adult Educator. Jossey-Bass, Jarvis, P.Malcom Knowles (1913-97)：An Appreciation, Intl. Journal of Lifelong Education, 17(2)：70-71，1998.
5）郭惠芳：マルカム・S・ノールズの成人学習論の生成過程についての一考察．人間の発達と社会教育学の課題，（お茶の水女子大学社会教育研究会），p.62-80，学文社，1999.
6）マルカム・ノールズ：成人教育の現代的実践―ペダゴジーからアンドラゴジーへ，（堀薫夫ほか監訳），p.50，鳳書房，2002.
7）中原淳ほか：企業内人材育成入門―人を育てる心理・教育学の基本理論を学ぶ，p.38-40，ダイヤモンド社，2006.
8）Kolb D.A.：Experiential Learning：Experience as the Source of Learning and Development, Prientice-Hall, 1984.

20 そうですよね. 私, ナースコールが鳴り続けて困っていました. Bさんの訴えをよく聞いて, ナースコールが鳴っていることの理由を考えることが大切でした

21 半年で看護師のメンバーの1人として動けるようになった. 成長が感じられてうれしい. 今後は, このような場面で患者のことを第一に考えてケアができるように育っていくといいな

22 成長したね. 患者中心ということを考えるよい機会になったね. 今後こういうことがあったら, まず周囲にヘルプを出してほしい. 担当として責任をもつことは大切だけど, チームで協力して患者に安楽を提供できればいいのだから, どんどん声を出してほしいな

23 成長してますかねー. 今度はそうします

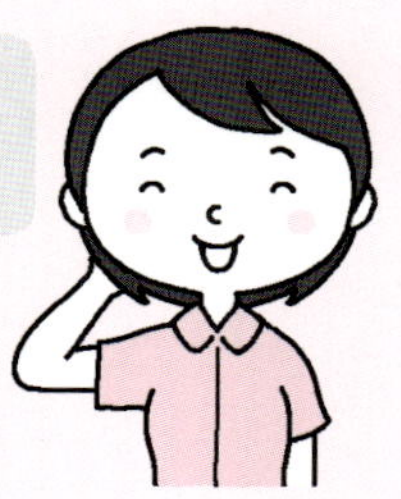

9) 松尾睦：経験からの学習―プロフェッショナルへの成長プロセス, p.62, 同文舘出版, 2006.
10) 中原淳：職場学習論―仕事の学びを科学する, 東京大学出版会, p.27-32, 2010.
11) 中原淳ほか：企業内人材育成入門―人を育てる心理・教育学の基本理論を学ぶ, p.84, ダイヤモンド社, 2006.
12) ドナルド・ショーン：専門家の知恵―反省的実践家は行為しながら考える, (佐藤学ほか訳), p.91, ゆみる出版, 2001.
13) 中原淳ほか：企業内人材育成入門―人を育てる心理・教育学の基本理論を学ぶ, p.83, ダイヤモンド社, 2006.
14) ドナルド・ショーン：専門家の知恵―反省的実践家は行為しながら考える, (佐藤学ほか訳), p.1-11, 76-121, ゆみる出版, 2001.
15) 日本看護協会：「継続教育の基準ver.2」活用のためのガイド, p.47, 2013. https://www.nurse.or.jp/nursing/education/keizoku/pdf/ver2-guide-2-all-0805.pdfより2016年10月17日検索
16) 太田加世編：看護管理ファーストブック, p.112-114, 学研メディカル秀潤社, 2015.
17) 堀公俊：ファシリテーション入門, p.21-22, 日本経済新聞出版社, 2004.
18) フラン・リース：ファシリテーター型リーダーの時代, (黒田由貴子ほか訳), p.2, プレジデント社, 2001.

Memo

Ⅱ章

全体評価「研修目的の検証と課題の洗い出し」

II 全体評価

「研修目的の検証と課題の洗い出し」

研修の全体評価では，どのような人材を育成したいか，院内のどのような課題を解決していくべきか，を明らかにしなければならない．それらの課題を解決するために，研修によってどのような知識やスキル，態度の変化をもたらしたいかを明確にし，研修の大筋を決定する．

まず，年度内に実施した個々の研修の評価をふまえて，細部にこだわらずに研修の全体を評価する．その際，組織の特徴と理念・目的・目標，対象とする看護職の特性の再確認，社会・組織・個々の看護職員のニーズの把握とアセスメントを行い，改善点を明確にしていく．

1 現状把握

❶ 環境要因からの現状把握

現状について，受講者を取り巻く「環境要因」と「人的資源」の両側面から把握する．環境要因として，社会が医療に何を求めているのか，国の施策はそのような方向を目指しているのか，病院の理念・方針，看護部の理念・方針，人材育成に関する制度・しくみをはじめ，長期的な組織のあり方，ビジョン，あるいは経営理念などのビジネスの観点も含め，さまざまな角度から情報を収集する（**図3**）．筆者らが企画した「2年目の看護職員」研修では，次のように考えた．

厚生労働省の新人看護職員研修のガイドラインでは，1年後に自立した看護職員の育成を目指している．しかし，現在

2年目の看護職員が入職した4月には，新病院への引越し(5月)をひかえ病院全体が通常とは異なる環境にあった.

⬇

「新人看護職員として，落ち着かない4月を過ごしていたのではないか？」

⬇

5月には新病院への大移動が行われ，新人看護職員の先輩達も慣れない中での日々の看護実践が行われた.

⬇

「しかし，新人看護職員は，先輩以上に，ストレスフルな毎日を送ったのではないか？」

⬇

「例年に比べて，新人看護職員としての看護経験が2か月短い中で(落ち着かない4月，引越しの5月)，2年目の先輩看護職員になってしまったと感じてはいないだろうか？」

⬇

「同期入職者とのかかわりも減り, 少し遅れてのリアリティショックを感じて，離職が増えてしまうのではないか？　何か手立てが必要である」

以上のような企画意図により研修を計画･実施した(**資料2**).

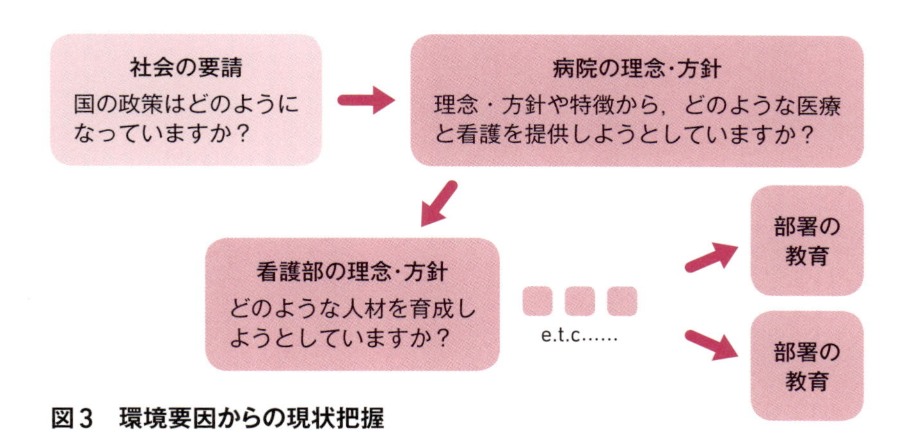

図3　環境要因からの現状把握

資料２　研修の企画意図

■■ ２年目の看護職員研修 ■■

企画意図

今年入職後２年目を迎えた看護職員は，昨年新病院への引っ越しにより病院・病棟ともにあわただしい環境の中で新人看護職員の時期を過ごした．また，新人看護職員研修は毎月のように行われていたが，この４月には先輩看護職員となり，同期入職者どうしで話し合う機会も減ったと感じていると予測される．キャリア・ストレスとして代表的なものにリアリティショックがあり，それが持続する期間には個人差はあるが，最も長くて３年といわれている．

そこで，入職２年目を迎えた看護職員を対象に，チームメンバーとしての１年６か月を振り返り，今後の自分について考える機会をもてるような研修を企画した．これまでの新人看護職員研修では，既に企画された研修に受動的に参加していたが，クリニカルラダーレベルⅠを認定された後は，所属部署の専門性を自ら高めることが必要である．したがって，本研修では，自分に必要な知識・技術を自ら考え，そのうえで講義・演習のテーマを選択式にする企画にした．

❷ 人的資源からの現状把握

あわせて，現在どのような能力をもった看護職員がおり，どのような活動(職務)を行っているのか，あるいは看護職員のモチベーションや満足度，人材育成上の要望なども含めた人的資源の情報も収集する．

個々の看護職員のニーズを知る方法としては，各研修後のアンケートやヒアリングなどからある程度把握できるが，研修の対象に偏りがある場合は，実際に知りたい対象のニーズを知ることができるとはかぎらない．また，管理者や主任，教育担当者，実地指導者から情報を得ることで，管理者や指導者の立場でのニーズを知ることもできる．

筆者らが企画した「2年目の看護職員」研修では，**資料2**の企画意図を基に，専門看護師・認定看護師に自身の専門分野において，2年目看護職員に必要だと考える知識・技術に関する120分の講義・演習を提案してもらった．さらに，筆者が2年目看護職員に共通して必要だと思われる「アセスメントに活用する検査データ」，「輸液管理の基礎知識」，「わかる　看れる　脳卒中」を加えた12テーマに整理して，実施したニーズ調査が**資料3**である．

この結果から，希望者が10名以上，かつ全員の第2希望までのテーマは外さないことを条件に8テーマの研修を企画，実施した．このような必須ではない研修の場合，興味をひくため，インパクトのある研修名をつけることが重要である．実施した結果からも企画者の思いが研修名に表現された研修への参加者が多かったことがわかった．

資料3　個々の看護職員のニーズ把握のためのアンケート

〇〇年度新人看護職員研修の受講者各位

レベルⅡ研修の企画に関するアンケートのお願い

平成〇年〇月〇日
看護部教育委員会

4月に新人看護職員を迎え，先輩となった皆様は，いかがお過ごしでしょうか．昨年度は，毎月のように研修が行われていましたが，急に同期入職者同士で話し合う機会が減ったと感じているのではないでしょうか．

今年度は，皆様を対象にした新たな研修を秋頃に半日で実施することを企画しております．この研修では，フォローアップ2月の事後課題（7月提出）を基にしたグループワーク及び自部署の専門知識・技術に関する12のテーマの中から選択式の講義・演習を考えております．皆様の希望を反映させた企画と致したく，ご多忙のところ恐縮ですが，下記の質問への回答をお願い致します．なお，希望者が少ない場合は，講義項目から除外すること等も検討しております．

＊「専門知識・技術に関する講義・演習」は，下記の内容で検討しております．受講したいと思うテーマの第1希望・第2希望の欄に〇印を各1つつけてください．

テーマ（案）	第1希望	第2希望
看護に活かす認知症・せん妄ケア		
アセスメントに活用する検査データ		
輸液管理の基礎知識		
わかる　看れる　脳卒中		
摂食嚥下障害を見つけよう―初期スクリーニングと安全な食事介助―（小児の内容を含む）		
小児のフィジカルアセスメント		
排尿障害・排便障害のアセスメントとケア		
ストマケアの基本とPEGのスキンケア		
小児の排泄障害と日常生活ケア		
糖尿病をもつ患者への看護（インスリン療法・小児の内容を含む）		
がん患者の病気の受容過程―がん体験の理解と支援のあり方―		
家族と関わるための基本的なケア（小児の内容を含む）		

＊部署（　　　　　　　）氏名（　　　　　　　　　　）

各部署の師長にご提出ください⇒〇〇〇〇〇へ
締切：〇月〇日

2 現状分析

❶ 人材育成の方向性を明確にする

人材育成の手段を検討する，あるいは研修の内容を具体化するためには，環境要因と人的資源の両面から現状を分析し，人材育成の方向性を明確化していくことが重要である．現状分析のツールは，本書では触れないが，通常活用しているものでよい．

ただ，活用のポイントは，

①組織にとってあるべき姿，その姿を実現するためにどのような人材が不足しているのか，

②今後どのような人材が必要となるのか，

③組織にとっての育成の意義・目的は何か，

④いつまでにどのような対象にどのように育ってほしいか，

といった方針を明確にすることである．

必要な人材とは，設置主体や各組織の理念より明確にされている人材育成方針に明示されている，すなわち組織が求める人材像である．また，クリニカルラダーやキャリアラダー(以下，まとめてラダー)システムが整備されていれば，さまざまな育成制度が整理・体系化され，実行の優先順位などが決まっている．

ラダーシステムが十分に活用しきれていない組織であっても，職位や経験年数などによっての育成制度がある．ただし，新しく組織を立ち上げた場合や社会のニーズの大きな変化により組織の方針を大きく変更した場合などには，育成制度を新たに作成，または見直す必要がある．

❷ 必要な人材と現在の人的資源のギャップを明らかにする

次に，このようにして明らかになった組織として必要な人材と，先に述べた現在の人的資源のギャップを明らかにする．そのギャップこそが，組織に今必要な人材開発の視点である(**図4**)．

クリニカルラダーとキャリアラダー[1)]

クリニカルラダーは，看護職としての専門性が段階的に示された指標である．「クリニカル」＝看護実践，「ラダー」＝はしご，という意味である．各段階において望まれる能力・知識・技術などが示され，到達度によって看護師の実践能力が示される指標となる．

キャリアラダーは，看護師としての専門的な実践能力のみならず，管理的・教育的・研究的な能力の段階や，専門看護師・認定看護師・特定行為研修修了看護師としての成長も含んだ段階的なプランのことである．

そして，必要な人材にどうあってほしいか，つまり必要とされる能力と現有能力のギャップが，どのような研修が必要であるかを示している(**図5**).

資料4および**資料5**は，研修企画者が評価の視点をもつことで，そのときどきの現状分析をていねいに行い，研修の内容が変化した例である.

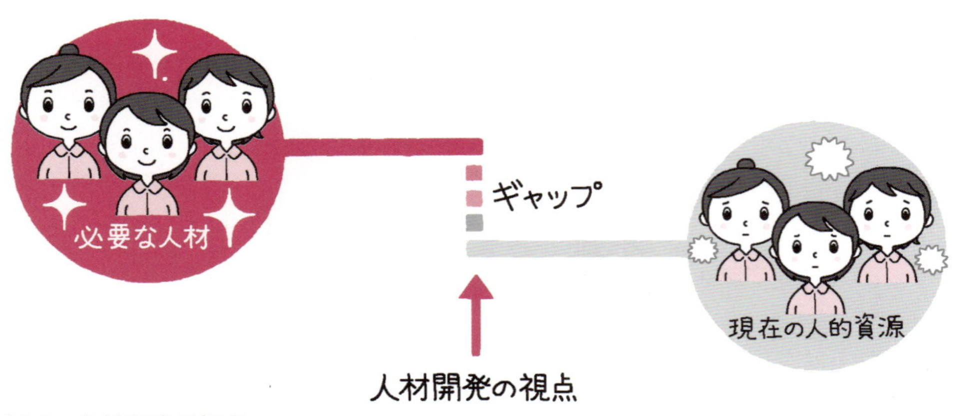

図4　人材開発の視点

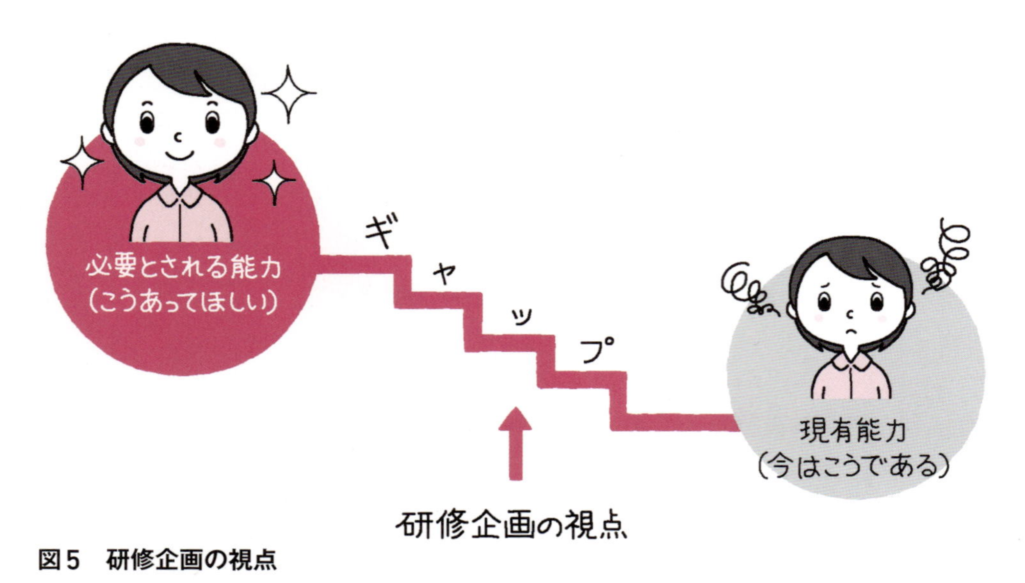

図5　研修企画の視点

資料4　社会のニーズの変化による組織の方針変更

■■『静脈注射研修』に関する分析 ■■

1．研修を開始するにあたって(2007年時点)

静脈注射は，これまで厚生省医務局長通知(昭和26年9月15日付け医収第517号)により，医師又は歯科医師が自ら行うべき業務であって，保健師助産師看護師法(昭和23年法律第203号)第5条に規定する看護師の業務の範囲を超えるものであるとされてきました．しかし，2002年9月6日に取りまとめられた「新たな看護のあり方に関する検討会」中間まとめの趣旨をふまえ，2002年9月30日づけで厚生労働省医政局長通知が発出され，「医師又は歯科医師の指示の下に保健師，助産師，看護師および准看護師が行う静脈注射は，保健師助産師看護師法第5条に規定する診療の補助行為の範疇として取り扱うものとする」と行政解釈が変更されました[2)]．

本病院における「静脈注射の実施」の現状について2002年8月に実態調査を実施し，
①静脈注射・点滴静脈注射は医師が行っている，
②一部，緊急時の血管確保や抜去されたとき，末梢点滴注射を看護師が行う場合がある，
③一部，点滴ルートの側管より静脈注射を実施している，
という結果が得られました．

そして，2003年に日本看護協会の「静脈注射の実施に関する指針」には，次のような内容を掲載しました．『A病院では，静脈注射の実施は，原則的に医師の業務としております．その理由は，急性期特定機能病院として患者の重症度が高いこと，教育病院として研修医の静脈注射技術訓練が必要であること，現段階では静脈注射に関連する看護基礎教育が不十分であること，毎年100名程度の新人看護師の教育に多くの労力を必要としていること，注射業務にかかわるインシデント・アクシデントが多く，業務範囲を拡大することには危険が高いことが挙げられます』[3)]

その後，看護師による静脈注射を実施することに前向きに取り組むための検討を開始しました．“職員代表者の意見を聞く会”から「看護師が静脈注射をしたいと言っている」ことに対して看護部は取り組みをしないのかという課題も出され，2003年10月には，全看護師に静脈注射の実施に関する意識調査を実施しました．その結果，過半数

資料4続く ➡

の看護師が注射実施について実施する意思があるという結果を得ました.

このような状況下で，看護師が静脈注射を実施するためには，法的責任の理解と自覚，薬理作用の十分な理解，患者の観察と対応，緊急時の体制，感染対策，安全対策など患者に対する安全を保障するための体制整備が必要となります．そこで，「看護師の静脈注射に関する基準」，および以下のような育成プログラムを作成し，研修を開始します.

「静脈注射看護師（ⅠＶナース）」育成プログラム

Ⅰ．目的	専門職としての社会的責任において，静脈注射に関する専門的知識・技術を備え，安全な静脈注射を実施することができる看護師を育成する.
Ⅱ．静脈注射看護師に期待される能力	看護師による静脈注射実施の法的解釈の経緯・看護業務における位置づけ，看護師が行う範囲・状況について理解し，医師・薬剤師と適切な業務分担ができる. 1）静脈注射の実施について，医師の指示受け・疑義照会が確実にできる 2）静脈注射の特性・危険性を理解し，継続的な観察ができる 3）静脈注射の合併症とその予防・対処方法を理解し，実践できる
Ⅲ．受講者要件	クリニカルラダーレベルⅡ認定者以上 （看護過程をふまえた個別的ケアが実践できる）
Ⅳ．科目と時間数（45分を1コマとする）	講義12コマ　演習10コマ　合計　22コマ

2. 研修対象の変更にあたって(2012年時点)

2012年度の静脈注射看護師育成研修は，以下の理由からクリニカルラダーレベルⅢ研修からレベルⅡ研修に変更します．

2007年2月に「看護師の静脈注射実施に関する基準」を作成し，静脈注射実施のための育成プログラムに基づき，

①新採用者対象の技術演習「点滴管理」，

②新人看護師対象の採血の教育，

③新人看護師対象の生食ロックの教育，

④静脈注射看護師育成研修(22時間)，

を実施してきました．静脈注射看護師育成研修は，2006年度からレベルⅢ研修として開始し，2011年度研修までに合計411名の静脈注射看護師を育成しました．2012年5月1日現在で330名(全看護職の31％)の静脈注射看護師が各職場で活躍しています．「看護師の静脈注射実施に関する基準」作成から6年が経過しましたが，静脈注射看護師は安全な静脈注射を実施しており，現在まで重大事故は発生していません．

近年，チーム医療のキーパーソンとして看護師の業務拡大が望まれ，A病院においても静脈注射看護師数を増やすことは重要課題です．2012年度は，静脈注射実施のための教育を開始して5年目となり，現在のレベルⅠ認定者でリーダー役割を担っている者は先の①〜③研修を受講している年代です．

以上のことから，今回対象者をレベルⅠ認定者に拡大するにあたり，リーダー役割を担えていることが安全に静脈注射を実施できる1つの目安と考えました．

研修対象者を変更するにあたり，内容の再検討を行い，今年度から理解度・技術テストを実施することにします．さらに教育効果測定を導入し，レベル1(研修満足度)，レベル2(学習到達度)，レベル3(行動変容度)測定を実施します(教育効果測定に関しては，後述のⅣ章p.61)．

資料5　クリニカルラダーの認定に向けた研修の分析

『看護理論研修』に関する分析

1. 実施時期の変更にあたって(2007年時点)

クリニカルラダーレベルⅢの教育的側面の到達目標が，「看護研究を通して専門看護を深める」であり，その行動目標の1つとして「自己の研究テーマをもち，研究としてまとめ発表できる」があります．しかし，看護研究が実施できず，クリニカルラダー評価委員会に書類が提出できない現状がありました．クリニカルラダーの本来の目的は，1人ひとりの看護職員のエンカレッジであることから，この現状を何とか変える必要があります．

そこで，「看護理論研修」の成果を自施設で実施している研究会で発表できるように，本年8月に「看護理論の総論と各論」，来年1月に「実施した看護理論の発表会」としていたスケジュールを，それぞれ来年の3月と9月に変更します．

2. 研修方法の変更に向けて(2009年時点)

これまでの看護理論研修は，研修1日目に「看護理論の総論」および，多数の「看護理論の各論」の講義，その後に選択した看護理論別に，各自がもち寄った事例をもとにどの理論を用いて分析するのがよいかをグループワークで実施していました．そして，6か月後の発表会までに専門看護師を講師にした学習会を勤務時間外に実施していました．

研修後のアンケート結果から，多くの研修生が，看護理論の総論・各論の理解が困難であったこと，その後の学習会に参加して各理論の理解が進んだことが記述されていました．そこで，各理論の学習会を研修の時間内に実施することが必要です．

看護理論というメガネをかけて，看護の現象を見つめ，実践することが，本来の看護理論の活用です．したがって，これまでの自己の学習として事例を看護理論の視点から振り返る研修から，看護理論の視点をもって，実践を行う研修方法への変更が必要であると考えます．

3. 支援体制の構築に向けて(2009年時点)

クリニカルラダーレベルⅢの認定に必要な看護研究は，共同研究者の1人でよいとしています．しかし，クリニカルラダーレベルⅣの認定を受ける対象が，看護研究が実施できず，クリニカルラダーⅢの認定希望者が共同研究をできない現状があります．

そこで，「看護研究～基礎編～」「看護研究～応用編～」の研修とは別に，看護研究実践力の支援のために看護研究委員会を立ち上げることを要望します．

4. 研修内容の変更に向けて(2011年時点)

例年，理論研修の目的を「看護理論の理解を深め，選択した1つの看護理論に基づいた看護実践ができる」とし，クリニカルラダーレベルⅢ研修として実施してきました．これまでの研修の中で紹介した理論は，オレム看護論，家族看護論，危機理論，トラベルビー看護理論，ペプロウ看護論でした．トラベルビー看護理論やペプロウ看護論を活用して，自己の看護実践を振り返る受講者も多くみられました．個々には大変よい学びをしているのですが，もっと早い時期に自己の看護実践を振り返ること(リフレクション)が重要ではないかと考え，次年度から，対人関係論の研修をレベルⅡ研修に位置づけるという大きな変更を行います．

一方，高度先進医療を提供し，地域がん診療連携拠点病院である大学病院の役割をふまえ，看護理論を活用しながら看護実践をすることは患者中心の質の高い看護を提供するために重要なことです．そして，院内で活躍する複数名のがん看護専門看護師の大半が，マーガレット・ニューマンの看護論を修士課程や博士課程で学び，自己の実践の拠りどころにしている現状があります．がん看護専門看護師とジェネラリストナースが同じメガネで患者を看ることが大切であると考え，研修で紹介する理論の1つにマーガレット・ニューマンの看護論を加えます．そこで，オレム看護論，家族看護論(渡辺式アセスメントモデル)にマーガレット・ニューマン看護論を加えた3つの看護理論を学習する研修内容に変更します．

引用・参考文献

1) 日本看護協会：「看護師のクリニカルラダー(日本看護協会版)」活用のための手引き，p.2，http://www.nurse.or.jp/nursing/jissen/pdf/tebiki.pdfより2016年10月17日検索
2) 厚生労働省医政局長通知(平成14年9月30日付け医政発第0930002号)：看護師等による静脈注射の実施について．静脈注射の実施に関する指針，日本看護協会，p.32，2003．http://www.nurse.or.jp/home/opinion/newsrelease/2008pdf/jyomyaku.pdfより2016年11月18日検索
3) 北里大学病院看護部：北里大学病院における看護師による「静脈注射の実施」に関して(抜粋)．静脈注射の実施に関する指針，日本看護協会，p.42，2003．http://www.nurse.or.jp/home/opinion/newsrelease/2008pdf/jyomyaku.pdfより2016年11月18日検索

Memo

Ⅲ章

研修企画

III 研修企画

どのような人材を育成したいか，どのような課題を解決していくべきかが，II章での「全体評価」によって明らかになった．次に，それらの課題を解決するために，研修によってどのような知識やスキル，態度の変化をもたらしたいかを明確にし，研修の大筋を決定していく．

1 研修計画の作成

❶ 研修計画の作成に必要な視点

研修計画とは，どの時期に，誰を対象に，どのような教育プログラムを実施するかを検討したもので，通常は年度単位で作成し，前年度の3月中には公開するのが一般的である．看護職員のラダー別や経験年数や職位別，全看護職共通，看護単位ごとに作成するなど，組織によってさまざまな形態がある．

いずれにしてもそれらを一覧にすることにより，研修の対象や内容，時期などに特定の偏りがないかを確認することができる．2010年の法改正による新人看護職員研修の努力義務化に伴い，新人看護職員の研修が非常に多くなった一方，2～3年目の看護職員の研修が全くない，あるいは中堅層の研修が手薄になっているなど，研修計画を作成することで課題が明確になる．

研修計画をラダー別に作成すると，看護実践力を育成するための研修が多く，管理能力や教育能力を育成する研修が少ないなどの偏りも明確になる．また，研修計画を活用する部署の管理者から見ると，次年度の計画的な人材育成を考える上で，必要不可欠なものである．

舟島[1)]が挙げている下記の「教育内容としての7側面」（対象は筆者追記）から全体を見直すのも1つの方策である．

①組織の理解（主な対象：新人看護職員，中堅看護職員）
②日常看護の刷新と専門化（全看護職員対象）
③看護研究の推進と成果の活用（全看護職員対象）
④教育的機能の発揮と円滑化（主な対象：組織の特徴によるが，3年目以降の看護職員）
⑤管理的機能の発揮と円滑化（主な対象：リーダーの役割を担う看護職員以降）
⑥職業の継続と看護の専門性の理解（全看護職員対象）
⑦社会情勢の先取りと対応（全看護職員対象）

❷ 研修計画書作成の例

資料6の「研修計画書」では，年間スケジュールにおける研修タイトルのみ記載しているが，ここに研修のねらいあるいは目的を記載すると，より人材育成を考えるうえで活用の幅が広がる．

また，「実践に活かせる看護理論」研修のように1回限りで終了するのではなく，シリーズ化された研修（複数回にわたって実施される）や新人看護職員研修の場合などは，各研修にどのくらいのインターバルを開けるか，インターバルのあいだにも課題を課すか否かも併せて検討しておく必要がある．

したがって，さらに詳細な研修（年間）計画書を作成し，3月中に公開することが望ましい（**資料7**）．これにより，1人の受講者が複数の研修を受講して，研修課題による負担感が強くなることを防ぎ，どちらにも不全感が残ることを防ぐことができる．とくに，新しく企画した研修の場合には，企画意図も含めて公開することで，管理者が人材育成により活用しやすい研修計画書になる．

資料6　研修計画書1

平成○年度　看護部・院内教育研修予定年間スケジュール

クリニカルラダーレベル	分類	3月・4月	5月	6月	7月	8月	9月
Ⅰ	実践・管理	●入職時オリエンテーション 1日(6月)		●経験者研修Ⅰ 1日(24水)			
		●フォローアップ4月 1日(7火・13月・14火・23木・24金)	●フォローアップ5月 1日(28木・29金・30土)	●フォローアップ6月 1日(15月・18木・19金)	●フォローアップ7月 1日(15水・16木・17金)	●フォローアップ8月 1日(19水・20木・24月)	●フォローアップ9月 1日(14月・15火・17木)
Ⅱ	実践				フィジカルアセスメント研修(初級) 1日(23木)	●看護過程と看護記録Ⅰ－①，② 1日(3月・7金)	●看護過程と看護記録Ⅱ－①，② 1日(7月・11金)
							●フィジカルアセスメント研修アドバンスコースⅠ－① 1日(30日水)
				●静脈注射① 1.5日(5金・26金)			
	管理						●リーダーシップ(導入)Ⅰ－①② 1日(9水・18金)
			■リーダーシップ(初級)Ⅱ－①② 1日(15金)				
Ⅲ	実践	●実践に活かせる看護理論Ⅰ 1日(3/13金)	●実践に活かせる看護理論Ⅱ 半日PM(22金)			●実践に活かせる看護理論Ⅲ 半日PM(21金)	●実践に活かせる看護理論Ⅳ 半日PM(25金)
	教育	●プリセプター研修Ⅰ 半日AM(3/7土)	●プリセプター研修Ⅱ 半日AM(9土)		●プリセプター研修Ⅲ 半日AM/PM(31金)		
	管理					●リーダーシップ(中級)Ⅰ 1日(26水)	
Ⅳ	教育	●新人教育担当者研修Ⅰ 1日(3/5木)	●新人教育担当者研修Ⅱ 1日(14木)		●新人教育担当者研修Ⅲ 1日(9木)		●新人教育担当者研修Ⅳ 1日(3木)
	管理			●リーダーシップ(上級)Ⅰ 1日(11木)			
共通	実践					●アサーティブ・トレーニング 1日(8土)	
					部署教育のためのBLSインストラクター養成講座 1日(29水)		
	研究(キャリア開発・研究センター)				看護研究(基礎コース) ←	←	←
クラーク研修							
補佐研修						新規採用・現任教育①②③④⑤(未定)	新規採用・現任教育①②③④⑤(未定)

①②③④⑤：同じ研修内容を複数回開催　ⅠⅡⅢⅣⅤ：異なる研修内容で開催　＊印は看護倫理委員会主催　●：研修(年間)計画書(有)　■：次年度

平成○年○月○日
看護部教育委員会

10月	11月	12月	1月	2月	3月
●フォローアップ10月 院外シミュレーションラボ 1日(6火・7水・8木・9金)	●フォローアップ11月 1日(13金・16月・17火)			●フォローアップ2月 (未定)	
●フィジカルアセスメント研修アドバンスコースⅡ－① 1日(28水)		●フィジカルアセスメント研修アドバンスコースⅠ－② 1日(18金)	●フィジカルアセスメント研修アドバンスコースⅡ－② 1日(20水)		
●リフレクションに活用する看護理論Ⅰ 半日PM(2金)			●リフレクションに活用する看護理論Ⅱ 半日AM(22金)		
	●静脈注射② 1.5日(6金・27金)				
		●リーダーシップ(導入)Ⅱ－①② 1日(7月・11金)			
			●リーダーシップ(初級)Ⅰ－①② 1日(8金・15金)	●交渉術 (未定)	
					■H○年度実践に活かせる看護理論Ⅰ (未定)
●プリセプター研修Ⅳ 半日AM(22木・23金)					■H○年度プリセプター研修Ⅰ (未定)
			●リーダーシップ(中級)Ⅱ 半日AM/PM(14木)		
				●新人教育担当者研修Ⅴ 1日(4木)	■H○年度新人教育担当者研修Ⅰ (未定)
●リーダーシップ(上級)Ⅱ 半日PM(30金)				●リーダーシップ(上級)Ⅲ 半日PM(1月)	
				医療現場における看護倫理＊ 1日(25月)	
		看護研究(実践コース) (8か月間で講義・報告全2回，個人面接4～5回) →			
		①②半日PM(未定)			

注意：この計画書の日程は，あくまでも予定です．実際の日時は，各研修の企画書をご覧になり，必ずご確認ください．

資料7　研修計画書2

■■ クリニカルラダーレベルⅢ研修 ■■

平成○年度　「実践に活かせる看護理論Ⅰ～Ⅳ研修」年間計画書

平成○年○月○日
看護部教育委員会

1. 企画意図

例年，理論研修の目的を「看護理論の理解を深め，選択した1つの看護理論に基づいた看護実践ができる」として実施してきた．高度先進医療を提供し，地域がん診療連携拠点病院であるA-1病院，自立支援・回復期支援・精神科医療を提供し，神経難病拠点病院であるA-2病院，それぞれの病院の役割を踏まえ，看護理論を活用しながら実践をすることは患

研修名	実践に活かせる看護理論Ⅰ	自己学習と看護実践
日時	平成○年3月○日(○)：1日	平成○年3月～9月
対象	看護理論を活用して看護実践を展開する意欲のある者 聴講のみも可	
目的	看護理論を学ぶ意味と，3つの理論の特徴を理解し看護実践に活用する看護理論を選択できる	選択した1つの看護理論について理解を深め，看護理論に基づいて看護実践できる
行動目標	1)看護理論を学ぶ意味を記述できる 2)各看護理論の特徴を理解し，看護実践に活用する看護理論を1つ選択できる	選択した看護理論に基づいて看護実践できる

者中心の質の高い看護を提供するために重要なことである．今年度は，部署のニーズも踏まえ，オレム看護論，家族看護論（渡辺式アセスメントモデル），マーガレット・ニューマン看護論の３つの理論を学習する研修内容とした．

一方，例年の理論研修では，対人関係論を活用して，自己の看護実践を振り返る研修生が多くみられた．しかし，もっと早い時期に自己の看護実践を振り返ること（リフレクション）が重要であると考え，自己の看護実践の振り返りに活用できるように対人関係論を今年度は「リフレクションに活用する看護理論」としてクリニカルラダーレベルⅡ研修に位置づけた．

2.研修全体の目的

看護理論の理解を深め，選択した１つの看護理論に基づいた看護実践ができる

実践に活かせる看護理論Ⅱ	実践に活かせる看護理論Ⅲ	実践に活かせる看護理論Ⅳ
平成○年5月○日（○）：半日（PM）予定	平成○年8月○日（○）：半日（PM）予定	平成○年9月○日（○）：半日（PM）予定
「実践に活かせる看護理論Ⅰ」の研修受講者	「実践に活かせる看護理論Ⅰ・Ⅱ」の研修受講者	「実践に活かせる看護理論Ⅰ・Ⅱ・Ⅲ」の研修受講者
1）選択した理論の理解が不十分な点を明確にして理解を深める 2）選択した看護理論の概念と理論に基づいた看護実践を再確認し，今後の看護実践の修正ができる	1）選択した看護理論に基づいて実践した事例を報告できる 2）示説発表の方法が理解できる	実践した内容を他の研修生と共有することで，看護理論に基づいた実践について理解を深める
1）選択した理論の理解が不十分な点を明確にし，グループワークで質問できる 2）選択した理論に基づいて実践している事例の経過を述べられる 3）選択した理論に基づいて実践している中で，疑問点・難点について相談できる 4）グループワークの話し合いをもとに，修正した計画を述べられる	1）選択した看護理論に基づいて実践した事例を報告できる 2）意見交換を通して，看護実践の修正を記述できる 3）グループワークで，理論の視点をもち発言できる 4）示説発表の特徴と発表のポイントを押さえたポスターを作成できる	1）看護理論を活用した看護実践をポスター発表できる 2）他者の発表を聞いて学んだことを述べられる 3）研修で学んだ看護理論を活用し看護を実践できる

資料７続く➡

資料７続き

研修名	実践に活かせる看護理論Ⅰ	自己学習と看護実践
学習内容	【講義】 1）看護理論概論（50分） ①看護理論の概念 ②看護理論を看護実践に活用する意味 2）看護理論各論３つの理論（各理論110分） ①各看護理論の概要 ②各看護理論を活用した事例の紹介 ・オレム看護論 ・家族看護論（渡辺式アセスメントモデル） ・マーガレット・ニューマン看護論	【自己学習と看護実践】 1）「学習の整理①」を活用し，選択した看護理論の看護で中心的な概念：人間・環境（社会）・健康・看護などについて理論家はどのように描いているか看護の方法を整理する． 2）事例を受け持ち，学習した理論を活用しながら，看護実践する．理論担当のCNSとの相談を希望する場合は，相談内容を明確にし，看護部教育委員へ依頼する（日程等，看護部教育委員で調整する） 3）実践していく中で，理解できなかった点，疑問点，困っていることを明確にする
教育効果測定	レベル１： 研修後アンケート レベル２： 目標１：研修後レポートの記述内容 目標２：「理論選択用紙」の記述内容	
研修前準備	1）申し込み時に，具体的な事例を想起しながら，研修の参加動機を記述する（自己の課題を整理し，講義で事例がイメージしやすくするため） 2）必読文献を用いてそれぞれの理論家について自己学習する	
研修後課題	1）「理論選択用紙」に，選択した理論家，選択した理由，今後の学習スケジュールを記述する（3月○日（○）提出） 2）学習の整理 ①理論家の背景，基になっている理論・影響を受けた人物，理論の記述（看護で中心的な概念：人間・環境［社会］・健康・看護などについて） ②事例紹介：事例紹介，事例を選択した理由，進行状況（5月○日（○）提出予定）	

CNS：Certified Nurse Specialist（専門看護師）

実践に活かせる看護理論Ⅱ	実践に活かせる看護理論Ⅲ	実践に活かせる看護理論Ⅳ
【グループワーク】 理論家別でグループワーク 1)看護理論の確認(学習の整理①) 2)事例紹介，看護実践の経過，疑問点など相談したいことを発表し，ディスカッションする(学習の整理②)	【グループワーク】 理論家別でグループワーク 事例の実践報告をする．事例をまとめるにあたり，相談したいことを発表し，ディスカッションする 【講義】 示説発表の特徴と発表の仕方	【成果発表会】 示説発表(発表時間10分，質疑応答5分)する 【グループワーク】 1)自分の発表や他者の発表を通して気づいたこと，学んだこと 2)質疑応答で気づいたこと，学んだこと 3)研修での学びを今後どのように活かすかについて話し合う
レベル1： 研修後アンケート レベル2： 目標1，2，3，4:グループワークでの発言内容	レベル1： 研修後アンケート レベル2： 目標1，3：グループワークでの発言内容 目標2：まとめた事例の記述内容 目標4：発表用ポスターの記載内容	レベル1： 研修後アンケート レベル2： 目標1：ポスター発表の内容 目標2：グループワークでの発言内容 レベル3： 研修3か月後に師長と受講者からアンケートで総括的評価をする
グループワークで，相談したいことを整理してくる	事例をまとめるにあたり，確認したいこと，疑問点，理解が不十分な点を明確にし，CNSに相談したいこと，グループで話し合いたいことなどを具体的に考えてくる	示説発表の準備をする
1)グループワークでの意見交換やアドバイスを参考に，部署の先輩やCNSと相談しながら看護実践を継続する ＊理論担当者のCNSと相談を希望する場合は，相談内容を明確し，看護部教育委員へ依頼する(日程等，看護部教育委員で調整する) 2)理論に基づいて実践している事例をまとめる(8月○日(○)提出予定)	1)グループワークの意見交換やアドバイスを参考に，部署の先輩やCNSと相談しながら実践報告をまとめる 2)発表テーマ，事例を選択した理由，選択した理論に基づいた看護実践について実践報告書（A4，1枚）にまとめる(9月○日(○)提出予定) 3)発表用のポスターを作成する(○月○日(○)提出予定)	3か月後アンケート：患者とのかかわりや看護実践への変化について，受講者，師長が評価する(12月○日(○)提出予定)

2 研修プログラムの作成

研修プログラムとは，研修計画書に示された個々の研修の詳細な企画をさす．研修開催の2～3か月前を目安に，個々の研修の目的・目標・対象・日時・内容・タイムテーブル・評価方法などの詳細を企画する．少なくとも部署の勤務表を作成する前には，研修プログラムを提案し，看護部からの了承を得る必要がある(**資料8**)．

研修とは，受講者の行動が，個人にとっても組織にとっても価値ある変化をもたらすプロセスである．したがって，研修によって受講者の行動がより望ましい状態に変化するためには，その状態を目標という明確な形にして提示することが必要である．

言い変えると，研修の目的・目標は，研修の成果を現し，研修の効果を評価する際の基準になる．受講者に明示が必要なのは，

①研修の目的(ねらいaims，目的purposes，一般目標 general instruction objective：GIOなど)と，

②プログラムの目標(行動目標 specific behavioral objectives: SBOs，学習目標learning objectives，到達目標など)

とに分類される．

本書では，以下，研修の目的を「研修目的」とし，プログラムの目標を「行動目標」とする．1つの研修目的につき，複数個の行動目標を設定することになるため，受講者がすべての行動目標を達成することができれば，その総和として研修目的に到達できることになる．

❶ 研修目的

研修目的とは,研修で目指すものや到達すべき状態を示し，研修を方向づけるものである(**資料9**)．つまり，研修の成果を表現したもので，期待される研修成果を記述したものであ

資料8　研修プログラムのフォーマット

管理者用

クリニカルラダーレベル○研修

平成○年度「○○○○○○研修」プログラム

平成○年○月○日
看護部教育委員会

1. 企画意図

2. 目的

3. 行動目標

4. 対象

5. 服装

6. 参加申し込み方法

資料8続く ➡

7. タイムテーブル

時　間	内　容	担　当

8. 事前課題（あれば）

9. 研修後課題（あれば）

10. 教育効果測定

1）行動目標

効果測定レベル	
効果測定データ	
評価条件（研修内容に対して）	
合格基準（研修内容に対して）	

2）研修満足度

効果測定レベル	
効果測定データ	
評価条件（研修内容に対して）	

資料9　研修目的

資料9-①　「2年目の看護職員研修」の研修目的

研修目的	1）看護実践する上で必要な専門的知識・技術を習得する 2）メンバーシップの実践とリーダーの見学を通して，チームの一員としての今後のあり方を考える

資料9-②　「実践に活かせる看護理論研修」の研修目的

全体の研修目的	看護理論の理解を深め，選択した1つの看護理論に基づいた看護実践ができる
研修Ⅰの研修目的	看護理論を学ぶ意味と，3つの理論の特徴を理解し，看護実践に活用する看護理論を選択できる
研修Ⅱの研修目的	1）選択した理論の理解が不十分な点を明確にして理解を深める 2）選択した看護理論の概念と理論に基づいた看護実践を再確認し，今後の看護実践の修正ができる
研修Ⅲの研修目的	1）選択した看護理論に基づいて実践した事例を報告できる 2）示説発表の方法が理解できる
研修Ⅳの研修目的	実践した内容を他の研修生と共有することで，看護理論に基づいた実践について理解を深める

る．一般的には，知識，態度・習慣，技能の三領域にわたる内容が含まれていることが望ましいとされている．受講者を主語にして，何のためにどのような能力を習得するかを包括的に示す．

研修目的の記述によく使用する動詞は，『知る』『理解する』『修得する』『習得する』『身につける』『認識する』『評価する』『考察する』『判断する』『選択する』などである．

❷行動目標

行動目標とは，研修目的を達成するために，目標とする状況や状態，行動，知識，態度・習慣，技能などが，現状あるいは初期の状態からどのようになっていればよいかを具体的に記述したものである(**資料10**)．

行動目標達成のためには，いつまでに達成するのかという達成期限と，達成したかどうかを客観的に判断できる数値目標の2つの要素が含まれていることが望ましい．目標が達成できたかどうかの評価が，人によって異なるのではなく，誰が見ても明確に評価できる目標設定である必要がある．

行動目標を設定することで，

①講師が教える知識･技術と受講者が学ぶ内容が明確になる，
②研修後に受講者がその行動目標を達成したか否かを明らかにすればよいので，何を評価すればよいかが明確になる，
③行動目標の評価結果により，研修の改善につなげることができる，
④ラダー毎の到達目標と各研修プログラムの果たす役割との関係が明確になる，

などの効果がある．

(1)行動目標を設定する際の注意点

行動目標を設定する際には，以下の点に注意する．

①受講者が，何を学び，どのように変化するか(何ができるようになるか)を記述する．したがって，「○○を体験させる」などの教育方法は記述しない，

資料10　行動目標

資料10-①　「2年目の看護職員研修」の行動目標

行動目標	1) 講義のテーマを選択した動機を述べることができる 2) 選択したテーマに関する知識・技術のポイントについての質問に答えることができる 3) チームの一員としての今後の自分の展望について述べることができる 4) リーダーの見学体験を今後のメンバーシップにどのように活用するかを記述することができる

資料10-②　「実践に活かせる看護理論研修」の行動目標

研修Ⅰの行動目標	1) 看護理論を学ぶ意味を記述できる 2) 各看護理論の特徴を理解し，看護実践に活用する看護理論を1つ選択できる
研修Ⅱの行動目標	1) 選択した理論の理解が不十分な点を明確にし，グループワークで質問できる 2) 選択した理論に基づいて実践している事例の経過を述べられる 3) 選択した理論に基づいて実践している中で，疑問点・難点について相談できる 4) グループワークの話し合いをもとに，修正した計画を述べられる
研修Ⅲの行動目標	1) 選択した看護理論に基づいて実践した事例を報告できる 2) 意見交換を通して，看護実践の修正を記述できる 3) グループワークで，理論の視点をもち発言できる 4) 示説発表の特徴と発表のポイントを押さえたポスターを作成できる
研修Ⅳの行動目標	1) 看護理論を活用した看護実践をポスター発表できる 2) 他者の発表を聞いて学んだことを述べられる 3) 研修で学んだ看護理論を活用し看護を実践できる

②複数の概念は入れず，それぞれ1つの目標のみを記述する．研修目的は，知識，態度・習慣，技能の三領域にわたる内容が含まれていることが望ましいと先に述べたが，行動目標は，知識，態度・習慣，技能をそれぞれ別の目標として設定しなければならない．したがって，研修目的1つにつき複数個の行動目標が設定されることになるが，多すぎると全体が見えにくくなるので，確実に目指す目標に限定する，

③受講者が，この研修後(直後だけには限定せず，3か月後・6か月後も視野に入れて)に何ができるようになってほしいかに焦点を絞って記述する．したがって，「……ができる」というように行動を示す動詞で記述する，

④受講者が到達可能な目標で，かつ評価者が評価可能である，

⑤明瞭な言葉を使用し，受講者が理解できる記述である，

⑥各研修の行動目標をラダーなどで表現されている1つあるいは複数のアウトカムと関連づける，

⑦評価は，受講者がどこまで到達したかを決定するプロセスなので，すべての行動目標を評価できることが重要である．

(2)行動目標の記述に使用する動詞

行動目標の記述に使用する動詞は，その行動目標に関する知識や技能を育成するために実施しなければならない研修内容に密接に関連している．行動目標の記述によく使用する動詞は，次のとおりである．

知識の習得と理解に関する目標には，『列記(挙)する』『(具体的に)述べる』『記述する』『説明する』『判断する』『予測する』『適応する』などの動詞を使用する．態度・習慣，価値観，正しい判断力に関する目標には，『行う』『尋ねる』『示す』『表現する』『参加する』『反応する』『相談する』などの動詞を使用する．また，技能に関する目標には，『実施する』『行う』『準備する』『操作する』『測定する』『工夫する』『動かす』『調べる』などの動詞を使用する．

以上は，筆者がこれまでの行動目標に使用した動詞を抜粋

したものであり，ほかにも考えられるが，いずれにしても評価していると判断できる表現であることが重要である．

資料10-①の行動目標を見ると，研修中または研修後に理解した内容を口述させる，あるいは記述させることでその成果を確認しようとしていることがわかる．

❸ 対象者

研修計画書をつくる段階で，主な対象は明確になっているが，研修目的や行動目標から再度，対象者を確定する．また，どのくらいの人数が対象になるのか，逆に人数を限定するのか，同じ研修を複数回実施する必要があるかなどを検討する．

また，受講者の選定については，指名，公募，または推薦などの選定方法も併せて検討する．

❹ 内容

行動目標を達成するためには，どのような内容を研修として扱うのか，それをどのような方法（講義・演習・グループワークなど）で実施するのかを検討する．同時に，どのような会場設定がよいのか，そのための会場は確保できるのかを併せて検討する．

たとえば，新人看護職員の研修では，基礎教育で学習した内容の復習に貴重な研修の時間を使用していないだろうか．講義主体の研修からの脱却が必要な時期に来ている段階では，基礎教育で学んだはずの知識は事前課題として自己学習して研修に臨み，研修では演習に時間をかけてより実践に結びつく内容を検討する．そして，研修の最後にシミュレーションテストを行い，研修内容の理解度を確認し，研修後に期間をおいて研修で学んだことが身につき実践できているかを，チェックリストを活用して確認するなどの研修の流れが，看護職員の研修にはマッチすると考える．新しい知識の伝達など講義形式のほうがよい場合もあるが，このような実践に結びつけるための教育方法の工夫が必要である．

❺講師

研修目的・受講者の特性・テーマによって，どのような講師が適切かを検討する．そのテーマにおける実務経験の豊富な実践家がよい場合，あるいは学問的背景，講師経験年数，研修講師経験の量，過去の研修での評価など，さまざまな要件の中から優先順位を考えて決定する．

(1)組織内から選出する場合

組織内から選出する場合は，専門看護師，認定看護師，認定看護管理者，学会認定などの資格取得者をはじめ，組織内の医師，薬剤師，臨床工学技士，管理栄養士，ソーシャルワーカーなどのさまざまな職種から目的達成に適した講師を選出する．

組織内から講師を選出するメリットは，組織の理念･方針，看護部の理念・方針，人材育成に関する制度・しくみをはじめ，長期的な組織のビジョン，経営理念などを十分に理解しているので，受講者は学んだことを実践にすぐに活かすことができる点である．

(2)組織外の講師に依頼する場合

組織外の講師に依頼する場合は，企画担当者の日頃の情報収集が重要になる．論文，書籍，雑誌などの文献に目を通すことや，学会や研修会に参加して特定分野の専門家を把握しておくことも必要である．また，企画担当者がすべての研修に参加することはむずかしいので，看護職員の出張報告書や研修報告書から情報を収集することも1つの方法である．さらに，さまざまなネットワーク(個々人の人脈など)を活用して講師を紹介してもらうという方法もある．ただし，組織外の講師の場合には，謝金や交通費，場合によっては宿泊費が必要になるため，一度は企画担当者が研修や講演に参加し，自身で講師が適任か確認するように心がけたい．また，講師と交渉することや，予算を確保することも必要になるので，前年度から計画的に実施する．

そのようにして作成した研修プログラム例が，**資料11**である．

資料11　研修プログラム

管理者用

■■ クリニカルラダーレベルⅢ研修 ■■
平成○年度「実践に活かせる看護理論Ⅰ」研修プログラム

平成○年○月○日
看護部教育委員会

1. 企画意図

例年，理論研修の目的を「看護理論の理解を深め，選択した1つの看護理論に基づいた看護実践ができる」として実施してきた．高度先進医療を提供し，地域がん診療連携拠点病院であるA-1病院，自立支援・回復期支援・精神科医療を提供し，神経難病拠点病院であるA-2病院，それぞれの病院の役割を踏まえ，看護理論を活用しながら実践をすることは患者中心の質の高い看護を提供するために重要なことである．今年度は，部署のニーズも踏まえ，オレム看護論，家族看護論（渡辺式アセスメントモデル），マーガレット・ニューマン看護論の3つの理論を学習する研修内容とした．

一方，例年の理論研修では，対人関係論を活用して，自己の看護実践を振り返る研修生が多く見られた．しかし，もっと早い時期に自己の看護実践を振り返ること（リフレクション）が重要であると考え，自己の看護実践の振り返りに活用できるように対人関係論を今年度は「リフレクションに活用する看護理論」としてクリニカルラダーレベルⅡ研修に位置づけた．

2. 研修全体の目的

看護理論の理解を深め，選択した1つの看護理論に基づいた看護実践ができる

3. 研修Ⅰの目的

看護理論を学ぶ意味と，3つの理論の特徴を理解し看護実践に活用する看護理論を選択できる

4. 行動目標

1）看護理論を学ぶ意味を記述できる
2）各看護理論の特徴を理解し，看護実践に活用する看護理論を1つ選択できる

資料11続く ➡

5. 対象者

看護理論を活用して看護実践を展開する意欲のある者(聴講のみも可)

＊オレム看護理論10名，家族看護論(渡辺式アセスメントモデル)5名，マーガレット・ニューマン看護論10名を予定しています．希望者が多い場合は選考となり，お断りする場合もありますので了承ください．

6. 日時・場所

平成○年○月○日(○)，8:30～17:00　○○教室

7. 服装

私服可，ネームプレート着用

8. 事前課題

下記の必読文献を読み，3つの看護理論について自己学習する

1) 黒田裕子編著：ケースを通してやさしく学ぶ看護理論，改訂3版，日総研出版，2008(P12～42，P153～188)

2) 佐藤栄子編著：事例を通してやさしく学ぶ中範囲理論入門，第2版，日総研出版，2009(P116～129)

9. 参考文献

1) オレム看護論
- 宇佐美しおり，鈴木啓子，Patricia Underwood著：オレムのセルフケアモデル―事例を用いた看護過程の展開，第2版，ヌーヴェルヒロカワ，2003
- ドロセア E. オレム著，小野寺杜紀訳：オレム看護論―看護実践における基本概念，第4版，医学書院，2005

2) 家族看護論
- 柳原清子，渡辺裕子著:渡辺式家族アセスメント／支援モデルによる困った場面問題解決シート，医学書院，2012
- 鈴木和子，渡辺裕子著:家族看護学―理論と実践，第4版，日本看護協会出版会，2012

3) マーガレット・ニューマン看護論

・マーガレットA. ニューマン著，手島恵訳：マーガレット・ニューマン看護論―拡張する意識としての健康，医学書院，1995

・マーガレット・ニューマン著，遠藤恵美子監訳：変容を生みだすナースの寄り添い―看護が創りだすちがい，医学書院，2009

・遠藤恵美子，三次真理，宮原知子編著：マーガレット・ニューマンの理論に導かれたがん看護実践―ナースの見方が変わり，ケアが変わり，患者・家族に違いが生まれる，看護の科学社，2014

10. 参加申し込み方法

○○○○○へ申し込み用紙提出　○月○日(○)締め切り

11. タイムテーブル

時　間	内　容	担　当
8:30～8:40(10分)	オリエンテーション	
8:40～9:30(50分)	講義①　看護理論概論 ・看護理論の概念 ・看護理論を看護実践に活用する意味	副看護部長
9:30～9:40	休憩(10分)	
9:40～11:30(110分)	講義②　各論①「オレム看護論」 ・看護理論の概要 ・看護理論を活用した事例の紹介	がん看護CNS
11:30～12:30	休憩(60分)	
12:30～14:20(110分)	講義③　各論②「マーガレット・ニューマン看護論」 ・看護理論の概要 ・看護理論を活用した事例の紹介	がん看護CNS
14:20～14:30	休憩(10分)	
14:30～16:20(110分)	講義④　各論③「家族看護論(渡辺式アセスメントモデル)」 ・看護理論の概要 ・看護理論を活用した事例の紹介	家族支援CNS
16:20～16:30	休憩(10分)	
16:30～16:45 (15分)	研修後レポート 「看護理論を学ぶ意味について理解したことを記述する」	教育委員
16:45～17:00(20分)	まとめ・アンケート記入	教育委員

資料11続く➡

12. 研修後課題

1) 看護理論の選択：受け持ち事例に活用する看護理論を選定し，「理論選択用紙」に，選択した理論家，選択した理由，今後の学習スケジュールを記入する．○月○日（○）までに○○○○○へ提出
2) 看護理論の学習整理：選択した理論の概論を学習し，「学習の整理①②」に記入する．○月○日（○）までに○○○○○へ提出

13. 教育効果測定

後述の資料14，p.74

以上

引用・参考文献
1）舟島なをみ：院内教育プログラムの立案・実施・評価，第2版，p.19，医学書院，2015.

Ⅳ章

教育効果測定

Ⅳ 教育効果測定

筆者が教育効果測定に取り組むことになったきっかけは，2009年に日本看護協会から依頼された「施設における教育プログラムの開発―院内教育の評価，院内教育プログラムの評価―」研修の担当者から『Evaluating Training Programs 3rd Edition』[1)]を参考に研修を組んでほしいと提案されたことである．

この手法は，著者であるD. L.カークパトリック(Donald L.Kirkpatrick)らが独学で開始した教育効果測定である．筆者自身がこれまで取り組んだ中から手ごたえを感じており，ここに紹介する．

1 人材開発の効果を明らかにする必要性

❶ 研修の効果を測定する意味

新人看護職員研修の努力義務化により，勤務時間内での研修が多くなり，教育の専従者を置く施設も増えたことは，看護の質向上のためには大変喜ばしいことである．同時に，勤務時間内に行う研修であるということは，組織が投資した結果を明示する必要が出たということである．看護職員個々の学びに個人が満足することがゴールではなく，医療の質向上のための行動変容や組織貢献がゴールであるということが求められている．

そこで，何のために研修を実施するのか，研修によってどのような「成果」を獲得したいのか，実施する目的を明確にし，投資に対する説明責任を果たす必要がある．

研修が目指す成果は，理想的には業績向上を実現することである．研修で学習したことを現場で実践し，研修後の実践と看護の質に強い相関が認められ，組織が目指す人材像に近づけることが理想である．

改めて，なぜ研修の効果を測定するのだろうか．院内で実施する研修には，時間と人材の多大な投資をしているため，その投資効果を明らかにし，経営者に説明する責任がある．そのために，教育研修の効果を測定し，企画した研修プログラムを継続するのか，やめるのかを判定する決断をしなければならない．

その結果，継続するのであれば，目的に合っているかを判定し，どのように改善できるかを考え，さらなる能力開発に向けた努力をすることが必要になる．さらに，研修プログラムの予算を正当化し，その研修プログラムが必要であることを証明し，予算を獲得する．

また，組織の投資という視点だけではなく，研修の効果を測定することにより，人材育成・研修内容の課題が発見できる．さらに，企画担当者の知識・能力が向上し，教育専従者や教育委員の能力開発にもつながる．

以上から，効果測定をする場合，「測定対象は個人に対してどれだけの効果があったか」ということと，「組織・職場にどのような効果があらわれたか」という2つを分けて，両方の視点から考える必要がある．

❷ 問題解決への理論の活用

さて，筆者が看護管理者対象の研修会で，教育計画の立案に関する講義を行う機会があるが，その際，受講者からの講義への要望として，以下のような内容が多くみられる．

- 教育委員になったばかりなので基本的なことを学びたい，
- 研修目的を達成しているかを確認したい．また，達成していない場合，どう改善すればよいのか方法を知りたい，

- 研修が実際に役に立っているか，確認したい，
- 研修で学んだことや気づいたことが，どの程度，その後の行動に影響を与えているかを確認したい，
- 研修の効果測定に向けたアンケートのつくり方がわからない，
- アンケートでは「よかった」「役に立った」と回答があっても，本当にそうなのかを検証する方法がわからない，
- 研修直後のアンケートや理解度テストだけでは，研修の効果は判断できない，

以上のような問題の解決に向けて，次項目に示す理論を活用して考えるとよい．

2 理論を活用する

人材開発の効果を把握するための考え方の中で最も有名なのは，カークパトリックの研修の効果測定の考え方である（**表2**）[2, 3]．それによれば，研修の効果を把握するにはレベルが4段階あり，高いレベルの効果測定ほど対象になる研修の数は絞られてくるといわれている．もう1つは，ジャック・フィリップス（Jack J.Phillips）のROIモデル（Return on Investments：投資効果）である（**表3**）[2, 3]．

ROIモデル[2, 3]

ROI（Return on Investments）モデルは，カークパトリックのモデルに「投資効果」を第5のレベルとして加えたものである．このレベルでは，研修にかかったコストと，研修によってもたらされた（組織貢献度による）金銭的利益とを比較する．通常は，ROI=研修によって得られる利益÷研修にかかるコスト，で表わされる．

なお，フィリップスはその後6つめの分類として「インタンジブル（Intangible）」を挙げている．インタンジブルとは，触れることができない・つかみどころがない，という意味であり，その名のとおり無形の研修効果である．たとえば，チーム内の雰囲気の変化やメンバーの微妙な気持ちの移り変わりなど，正確に計測しづらい非金銭的な付加価値のことをここでは示している．

表2　カークパトリックの「レベル4フレームワーク」

レベル	定義名称	概　要
4	Results 成果達成度	受講者の行動変容によって得られた組織貢献度 行動の変化は組織によい影響を与えたか？
3	Behavior 行動変容度	受講者の学習内容の活用状況 受講者は学習したことに基づいて行動を変化させたか？
2	Learning 学習到達度	受講者の知識やスキル習得状態 受講者はプログラムで何を学習したか？
1	Reaction 研修満足度	受講者の反応 受講者はプログラムを気に入っていたか？

堤宇一編著：はじめての教育効果測定―教育研修の質を高めるために，p.56，日科技連出版社，2007.
およびジャック J. フィリップス（渡辺直登ほか監訳）：教育研修効果測定ハンドブック，p.35-36，日本能率協会マネジメントセンター，1999. を参考にして筆者作成

表3　ジャック・フィリップスの「ROIモデル」

レベル	定義名称	概　要
5	Return on Investment 組織への収益貢献度	受講者の行動変容によって得られた収益面での組織貢献度 成果は投資コストに見合ったものであったか？
4	Business Result 組織の成果達成度	受講者の行動変容によって得られた職場や組織の業務向上度 受講者は仕事の成果を向上させたか？
3	Job Application　行動変容度	受講者の望ましいとされる行動への変容度 受講者は学習したことを実際に職場で活用しているか？
2	Learning　学習到達度	受講者の知識やスキル習得状態 受講者は目的の能力を身に着けたか？
1	Reaction & Planned Action 研修満足度	受講者の満足度 受講者はプログラムを気に入っていたか？

堤宇一編著：はじめての教育効果測定―教育研修の質を高めるために，p.59，日科技連出版社，2007.
およびジャック J. フィリップス（渡辺直登ほか監訳）：教育研修効果測定ハンドブック，p.38-40，日本能率協会マネジメントセンター，1999. を参考にして筆者作成

どちらを使って考えたらよいのか迷うところだが，基本的な考え方は同じなので内容はかなり似通っている．この2つの存在とその内容を認識し，自分の組織に適すると思う理論を施設の効果測定に活用していけばよい．

前述したが，筆者はカークパトリックの効果測定を紹介されたことをきっかけに効果測定に取り組み始めた．その後，ジャック・フィリップスのROIモデルを知ったが，このモ

デルのレベル4および5の測定は看護の研修の効果測定に活用することはかなり困難であると考え，カークパトリックの効果測定を活用することにした.

なお，効果測定の基本は，当時の教育専従者と効果測定の専門書や関連性が高い研修デザインの専門書を読みながら学習した.

3 カークパトリックの効果測定の活用

❶ レベル1：研修満足度

(1) 研修満足度の測定

研修満足度は，受講者が設備や講師，方法，内容，資料などを含むプログラムにどのような印象をもったかということを研修直後に受講者や講師に対するアンケート調査やヒアリングなどにより測定する．それらを実施することによって，受講者の研修満足度を確認できることはもちろん，複数の研修と比較することができる.

また，研修への満足度と講師への満足度に差が大きい場合は，次回以降に研修内容を見直す，講師を変更するなどの対応の指標になる．アンケート内容として，一般的には20％が事前の連絡や準備に関する内容，60％が研修内容や講師などに関する研修の内容，20％が研修施設や会場，時間などの外的要因に関することといわれている[4, 5].

具体的には，次のような質問が考えられる[6].

- 今回の研修はあなたにとって有意義でしたか？
- 今回の研修は期待に応える内容でしたか？
- 研修の内容は理解しやすかったですか？
- 講師の話し方はわかりやすかったですか？
- 研修で学んだことは，あなたの仕事の役に立ちますか？
- テキストや資料の内容はわかりやすかったですか？
- 今回の研修で気づいたことがありましたら，具体的にお聞

かせください，

など．

(2)アンケートを作成する際のポイント[6)]

アンケートを作成する際のポイントは，よくばって何でも聞こうとせずに，ねらいを明確にして設問を1～5問程度にすることである．2点目のポイントは，10分程度で答えられる量を目安に作成することである．それ以上の内容を知りたい場合は，研修中のセッションに組み込むか，研修後の課題レポートにする．3点目のポイントは，アンケート結果に信頼度を増すために，設問文はシンプルな表現とし，1つの設問の中に2つの設問を含まないことである．

また，企画者がアンケートを作成すると，意図せずに誘導尋問になりがちなので，事前に第三者の目を通すことが重要である．最後に回答内容の背後関係も把握できるように，クローズド・クエスチョン(Yes/No，尺度)とオープン・クエスチョンを組み込むなどの工夫をする．

これらの設問は，どのような研修のアンケートでも活用でき，研修直後に手軽に実施できる．研修の効果測定に全く取り組んでいないという組織は，まずは簡単に取り組めるレベル1の「研修満足度」に取り組むことを強く勧める．

なお，筆者らの院内研修は決まった研修室を使用することが多かったため，設備に関する設問は1年ほど実施した後には除外した．また，満足度に関してはほぼすべての研修で定型にした(**資料12**)．

オープン・クエスチョンとクローズド・クエスチョン[7)]

オープン・クエスチョン(開いた質問)とは，質問に対する答え方が決まっておらず，回答者が自由に答えられる質問である．相手の負担は大きくなるが，心の中にある思いを引き出すのに効果があり，興味深い答えが期待できる．

クローズド・クエスチョン(閉じた質問)とは，イエスかノーのようにあらかじめ答え方が決まっている質問である．単純な回答しか期待できないが，答えやすいという長所がある．

❷レベル2：学習到達度

(1)学習到達度の測定

学習到達度では，原理・原則や事実及びスキルが，どの程度身についたかを測定する．筆記試験やレポート，技術の実践，シミュレーションテストなどにより測定する．

レベル1(研修満足度)では満足度は確認できても，研修のねらいは知識や技術の習得であり，研修の効果測定はレベル

資料12　全研修共通の研修満足度調査用紙

■■ 平成○年度　○○○○研修 ■■

平成○年○月○日

1. 今回の研修満足度はいかがですか.

満足した　おおむね満足　どちらともいえない　あまり満足しなかった　満足しなかった

その理由)

2. 研修(開催時期, プログラム, 時間配分等)についてご意見があればお書きください.

3. 研修の感想をお書きください.

1ではなく，レベル2（学習到達度）を目指したい．また，レベル2の効果測定に取り組むことは，研修後の理解度を受講者・講師・企画者ともに確認することになり，受講者の復習の機会にもなるため，研修の見直しにもつながる．

ただし，レベル2の効果測定を実施するためには，設問作成と実施の手間がかかる．研修時間内に実施できるような時間配分と内容の検討が必要である．学習到達度を確認する設問は，研修で最も理解してほしい内容のテスト問題と解答の作成を，研修を担当する講師に依頼している．また，テストは研修直後に実施するが，受講者自身の復習の機会にするためには，即時に採点しフィードバックすることが望ましい．そのために，「アナライザー」という機器を導入した．

(2)「アナライザー」による測定

アナライザーとは受講者に渡したパッドのボタンを押してもらい，その反応を記録・分析する装置である．テレビ番組で観覧者の反応を即座に映し出すことでよく使用されている．さらに，可能ならば，数か月後に理解したことを忘れていないかを確認するために再テストを実施することが理想的である．

レベル2の教育効果測定を導入した初期のころは，毎回の研修で学習到達度を測定することに対して，受講者はどのように感じるのかが非常に気になった．とくに，毎月のように研修を受講している新人看護職員が，どのように感じているのかをアンケートで確認したことがある．

その返答からは，「講義終了時にアナライザーを使用して学習内容を復習することができるからよい」という肯定的な内容が多かった．また，その場で正解率の確認ができるため，正解率の低い問題について研修の最後に再確認の機会を設けることが可能であり，受講者自身も学習したことの理解につながるのでよい評価が得られた（**資料13**）．

資料13　アナライザー問題作成上の留意点

アナライザー用　問題作成マニュアル

1. 設問文

①簡潔な文章(視聴覚教材含む)で，明瞭な表現を用いる
10字から35字程度の短文の問題にする.
②固有名詞は用いない
③否定疑問文は用いない
「適切でないのはどれか」「間違っているのはどれか」などは使用せず，「正しいものはどれか」形式の設問にする.
④不用意なヒントを与えない
「必ず」「すべて」「常に」などの限定語はできるだけ使用しない.
「～ことがある」「～には個人差がある」などは否定できないことが多いので，できるだけ使用しない,
⑤問題はそれぞれ独立したものにする
前の問題を正解していなければ，次の問題に答えられないような問題は作成しない.

2. ○×以外の選択肢をつくる場合

①原則として選択肢は単語
もし文章にする場合は，「主語＋述語」(10字程度)の簡潔で短い文とする.
②選択肢は，同質のものにする
③正答肢は1つにする
④選択肢の長さをそろえる
⑤正解を置く位置に変化をもたせる
⑥「必ず」「すべて」「常に」という限定する言葉は使用しない

3. その他

①難解な用語や表現は，平易な用語でわかりやすい文章に置き換える
②日本語として不自然でない範囲で主語・述語・目的語などを明示する

❸ レベル3：行動変容度

(1)行動変容度の測定

行動変容度は，研修プログラムによって学習した知識と技術が，どの程度職務上で改善された行動になったかを測定する．受講者の上司や同僚，部下，自己などによる評価を事前と事後に行い，それを比較することにより行動変容度は測定可能である．研修のねらいは，知識や技術の習得であり，職場での行動変容であるため，研修の効果測定はレベル1にとどめることなく，レベル2の学習到達度からさらに進んで，レベル3(行動変容度)の実践を目指したい．

レベル3では，研修後に期待する行動，すなわち行動目標を設問化し，研修の3～6か月後に行動変容度の測定を実施するのが一般的である．職場での行動を観察し，どのように変わったか，または変わらなかったかを他者に評価してもらう方法や，自己評価，フォローアップのアンケートなどで測定できる．技術のチェックリストを活用して，技術が身についているかを測定することも可能である．受講者の研修前または研修中と研修後の計2回測定することや，受講者と受講者以外との比較で効果を測定することも考えられる．

レベル2やレベル3の効果測定は，いざ導入しようとすると時間がかかる．筆者らも効果測定導入の初年度は，ある限定した研修のレベル2測定から開始し，翌年は全研修のレベル2測定，翌々年は一部の研修のレベル3測定，その後全研修のレベル3測定を目指すという数年計画で取り組んだ．

❹ レベル4：成果達成度

(1)成果達成度測定の難しさと試み

効果測定というと，レベル4(成果達成度)を目指し，研修実施が業績につながっているか検証をしたいところだが，現実的にはきわめて困難である．製造業などであれば，コストの低減，仕事のアウトプットの変化，および品質の変化などの改善を組織的にモニターすることで評価できるが，医療の場では，それらは医療の質や看護の質を意味し，人材力以外に多くのことが影響しており，何を指標にするかがむずかしいところである．

さらに，人材力も「研修で強化されたのか」「上司がOJTによって強化したのか」「自助努力なのか」などのさまざまな要因があり，簡単に判断できるものではない．そこで，レベル4の効果測定として，組織への収益貢献度そのものではなく，もうすこし手前の結果を行動目標として設定する方法もある．その試みとして，全看護職員対象の「アサーティブ・トレーニング」研修では，日々のアサーティブコミュニケーション能力が向上することによって，職場内の人間関係によい影響を与えるであろうと考え，受講者がアサーティブ・コミュニケーションを学んだ．そして，「研修で学んだアサーティブ・コミュニケーションを部署で実践できる」を行動目標にして，受講者と上司に効果測定を実施した．このように研修と因果関係がありそうな行動目標を設定し，レベル4の効果測定に取り組んでいる．

*

以上，主な効果測定の方法（**表4**）を紹介したが，目的に合わせた測定方法はほかにもさまざまに考えられ，厳密さを求めればそれなりの時間とコストもかかる．すべての研修ですべてのレベルを測定・評価することを目指せばよいというわけではなく，むしろその必要はないであろう．

ただし，高いレベルの効果測定をするためには，前の段階のレベル測定は不可欠である．

表4　主な効果測定の方法

レベル		主な測定方法
4	Results 成果達成度	フォローアップアンケート・受講者群と未受講者群のデータ比較・業績指標など
3	Behavior 行動変容度	職場での行動観察・スキルチェックリストによる評価・フォローアップアンケート・360度アンケート・個人インタビュー　など ＊研修の3～6か月後に実施
2	Learning 学習到達度	理解度テスト（事前・事後テスト）・研修後レポート・演習を通じての観察・シミュレーションテスト　など ＊受講後に実施
1	Reaction 研修満足度	リアクションアンケート・インタビュー　など

堤宇一編著：はじめての教育効果測定―教育研修の質を高めるために，p.79，日科技連出版社，2007.を参考にして筆者作成

4　研修のゴールの明確化[8)]

研修を企画する段階で，どのような効果測定が必要になるかをあらかじめ考えておく必要がある（**資料14**）．研修の目的・行動目標と効果測定は密接に関係しており，方向性の違う軸で効果測定すると，得たい結果が得られない．研修のゴール地点を「行動目標」「評価条件」「合格基準」という観点から，より鮮明に，より具体的に表現することが重要になる（**資料15，16，17**）．

①行動目標：研修の結果として，どのような行動がとれるようになればいいのかを具体的に示す．受講者の行動として具体的かつ客観的に判断できるように表現する．

②評価条件：行動目標を評価する際の条件を明らかにし，文章化することである．たとえば，資料を見て説明するのと，手元の資料を見ないで自分の記憶だけで説明するのとでは，期待される目標遂行の困難さが大きく異なるので，企画の段階で条件を明確にすることが重要である．

③合格基準：目標が達成されたかどうかを判断する基準を表現することである．

資料14　レベル1・2の教育効果測定

管理者用

■■ クリニカルラダーレベルⅢ研修 ■■

平成○年度「実践に活かせる看護理論Ⅰ」研修プログラム

平成○年○月○日
看護部教育委員会

1．企画意図～12．研修後課題（前述の資料11，p.57）

中略

13．教育効果測定

1）行動目標1：看護理論を学ぶ意味を記述できる

効果測定レベル	レベル2（学習到達度）
効果測定データ	研修後レポートの記述内容を定性的に測定する
評価条件（研修内容に対して）	講義内容，資料を参考にしながら記述する
合格基準（研修内容に対して）	すべての受講者が，看護理論を学ぶ意味を自分の言葉で記述している．①分析の技能をはぐくむ，②看護の実践・教育・研究の目的を決定することに役立つ，③看護実践をサポートするに関連づけた内容である

2）行動目標2：各看護理論の特徴を理解し，看護実践に活用する看護理論を1つ選択できる

効果測定レベル	レベル2（学習到達度）
効果測定データ	「理論選択用紙」の記述内容
評価条件（研修内容に対して）	研修後に実践で活用する理論を1つ選択する
合格基準（研修内容に対して）	すべての受講者が，日頃の看護実践の中でどのように看護理論を活用するか理由を述べて選択する

3）研修満足度

効果測定レベル	レベル1（研修満足度）
効果測定データ	アンケートの記述内容を定量的・定性的に測定する
評価条件（研修内容に対して）	1）研修全体の満足度をリッカート尺度（5段階）で測定する．また「そのように回答した理由」を自由記載とし，記載内容を定性的に測定する 2）「今後の研修の改善点（内容・教材・講師・研修構成）などの意見」を自由記載とし，記載内容を定性的に測定する

以上

リッカート尺度：段階的に示された選択肢から回答を選ぶ測定方法．例えば「バナナは朝食に適している」という設問に，「全くそう思わない／そう思わない／どちらでもない／そう思う／とてもそう思う」の中から回答を1つ選ぶというもの．

資料15　レベル2の教育効果測定

行動目標：麻薬・向精神薬の管理の留意点について答えられる

効果測定レベル	レベル2（学習到達度）
効果測定データ	研修終了後の理解度確認テスト
評価条件（研修内容に対して）	1）研修資料を見ずに問題（諾否法）に答える 2）アナライザーを使用する
合格基準（研修内容に対して）	理解度テストの設問にすべての受講者が正解している

資料16　レベル3の教育効果測定

資料16-①　行動目標：看護手順に基づいて輸液ポンプ・シリンジポンプを操作できる

効果測定レベル	レベル3（行動変容度）
効果測定データ	技術評価表
評価条件（研修内容に対して）	1）評価者：プリセプター，新人教育担当者，主任のいずれか 2）効果測定対象部署は，輸液ポンプ・シリンジポンプを使用している部署とする 3）技術評価は，研修終了後2か月以内に実施する
合格基準（研修内容に対して）	ポンプ使用部署の全受講者が，全項目に基準に達した○がついている

資料16-②　行動目標：研修で学んだ看護理論を活用し看護を実践できる

効果測定レベル	レベル3（行動変容度）
効果測定データ	研修後3か月目の12月初旬に受講者・師長を対象としたアンケート
評価条件（研修内容に対して）	同一のアンケート用紙に受講者・師長がそれぞれ以下の内容を記入する．1）は単純集計，2）は定性的に評価する． 1）研修後，患者とのかかわりや看護実践に変化はあったか否か 2）変化があったと回答した場合は，具体的にどのように変化したのかを記入する（患者や家族への直接的なかかわり，後輩指導場面，カンファレンスでの発言や看護記録の内容，他者への影響力など） 〈師長〉 受講者が記入した後に師長が評価し記入する．その後，受講者へフィードバックを行う．
合格基準（研修内容に対して）	受講者と師長の両者の80％が「変化があった」と回答し，かつ具体的な変化を記入している．また，そのうち10％は他者に影響があったと回答している

資料17　レベル4の教育効果測定

行動目標：研修で学んだアサーティブ・コミュニケーションを部署で実践できる

効果測定レベル	レベル4（成果達成度）
効果測定データ	受講者と直属の上司に対する研修4か月後アンケートの記述内容
評価条件（研修内容に対して）	アサーティブ・コミュニケーションを中堅層が学んだことで部署（チーム）にどのような影響を与えたか，受講者と直属の上司の評価
合格基準（研修内容に対して）	・6割の受講者が，周囲への影響を意識して実践した結果，中堅層が学んだことが部署に影響を与えたと評価している ・6割の直属の上司が，中堅層が学んだことが部署によい影響を与えたと評価している

5　当日までの企画担当者の役割

企画書が会議で承認された後，受講者の募集を開始し，受講者決定後に企画書の教育効果測定の部分は削除して受講者に研修案内書を配布する．

企画担当者は，研修テキスト・配布物の手配，研修会場・備品の手配，必要物品の手配，研修当日の詳細な進行表の作成を行う（**資料18**）．特に，講師と企画意図を確認しながらの研修の目的・行動目標の詳細な打ち合わせが重要である．看護職員が学びたいことと，看護職員として学ぶべきこと，講師が伝えたいことがさまざまな方向に向かわないように，講師と相談しながら一緒に研修内容を整理する．配布資料も事前に把握し，研修後に受講者が活用できるよう，必要に応じて内容の追加や修正，文献の紹介などを依頼する．演習支援者を置く場合は，演習のゴールを明確にするための打ち合わせを事前に行う．技術の演習の場合は，指導者によって手技が異ならないように手順の確認を行う．

研修当日は，研修の進行と支援を行うが，雰囲気づくりやエアコンの調整など，受講者への環境面の配慮も重要である．

資料18　研修の進行表

平成○年度　「実践に活かせる看護理論Ⅰ」進行表（○/○）

時間	場所・内容	進行・留意点	担当	準備物品
～8:30	準備・受付 ○○教室	1）準備 ①パソコン，プロジェクター，マイク ②講義資料配布 2）受付	○○	パソコン，ポインター 配布資料，研修後レポート用紙，アンケート用紙 講師用の水（4本）
8:30～ 8:40 （10分）	オリエンテーション	・研修企画意図，目的，目標行動，教育効果測定，研修の流れ，休憩等について 【ポイント】 ・実践の振り返りに活用が多かったため，対人関係論はクリニカルラダーレベルⅡへ変更した ・3つの理論を選択した理由 ・理論を活用しながら実践をする	○○	
8:40～ 9:30 （50分）	講義①　看護理論概論 講師：○○	【講義内容】 ・看護理論の概念 ・看護理論を看護実践に活用する意味 【教育効果測定のキーワード】 ①分析の技能を育む　②看護の実践・教育・研究の目的を決定することに役立てる ③看護実践をサポートする	○○	講師用の水 パワーポイントの準備
9:30～ 9:40	休憩（10分）			
9:40～ 11:30 （110分）	講義②　各論「オレム看護論」 講師：がん看護CNS　○○	【講義内容】 ・各看護理論の概要 ・各看護理論を活用した事例の紹介 ・質疑応答 【ポイント】 ・実践で活用するにあたり，イメージしやすい事例を提供してもらう ・講師の判断で休憩を入れる	○○	講師用の水 パワーポイントの準備
11:30～ 12:30	昼食休憩（60分）			
12:30～ 14:20 （110分）	講義②　各論「マーガレット・ニューマン看護論」 講師：がん看護CNS　○○			
14:20～ 14:30	休憩（10分）			
14:30～ 16:20 （110分）	講義②　各論「家族看護論（渡辺式アセスメントモデル）」 講師：家族看護CNS　○○			
16:20～ 16:30	休憩（10分）	研修後レポート用紙・アンケート用紙を配布	○○	研修後レポート用紙・アンケート用紙
16:30～ 16:45 （15分）	研修後レポート	「看護理論を学ぶ意味について理解したこと」を記述する	○○	
16:45～ 17:00 （15分）	まとめ・アンケート記入	1）今後の研修の流れ（配布資料参照） 【ポイント】 ・講義をもとに理論家を選択する ・理論担当者への相談は，○○○が窓口になる 2）アンケート記入 3）アンケート用紙記述後，受講者は，研修後レポート，アンケート用紙を提出し解散 4）片づけ	○○	

以上

座席を指定する場合は，その目的を含めて案内するなどの配慮も必要である．効果測定の実施とともに，研修の様子を観察したり，講師からのヒアリングを行い，評価に活用する．

資料18の実践例は，講義のみの研修の進行表なので非常にシンプルだが，技術の演習が入ると図示しながらの詳細な計画書が必要になる．

引用・参考文献

1) Donald L. Kirkpatrik et al：Evaluating Training Programs 3rd Edition The Four Levels, Berrett-Koehler, 2006.
2) ジャック J. フィリップス：教育研修効果測定ハンドブック，（渡辺直登ほか監訳），p.35-39，日本能率協会マネジメントセンター，1999.
3) 堤宇一編著：はじめての教育効果測定―教育研修の質を高めるために，p.55-59，日科技連出版社，2007.
4) ジャック J. フィリップス：教育研修効果測定ハンドブック，（渡辺直登ほか監訳），日本能率協会マネジメントセンター，1999.
5) 平松陽一：教育研修の効果測定と評価のしかた，改訂新版，日興企画，2010.
6) 平松陽一：教育研修の効果測定と評価のしかた，改訂新版，p.83-85，日興企画，2010.
7) 堀公俊：ファシリテーション入門，p.96-104，日本経済新聞出版社，2004.
8) 鈴木克明：教材設計マニュアル―独学を支援するために，p.27-31，北大路書房，2002.

Memo

Ⅴ章

研修の評価

V 研修の評価

Ⅳ章で述べた「教育効果の測定」と，本章で説明する「研修の評価」は，いうまでもないが別ものであり，かつ連動している．「測定」とは測ることであり，客観的・数値的・定量的な尺度を求めることである．「評価」とはある価値体系，つまり研修の目的や行動目標に照らして，受講者の状況や研修の実施状況を判断することである（**図6**）．測定した結果が悪い原因は，受講者の理解不足と評価するのではなく，あくまでも研修を企画した側に問題があったととらえることが重要である．研修の企画の段階で明確化した研修のゴールに照らし合わせて，合格基準に達したか否かを評価する．

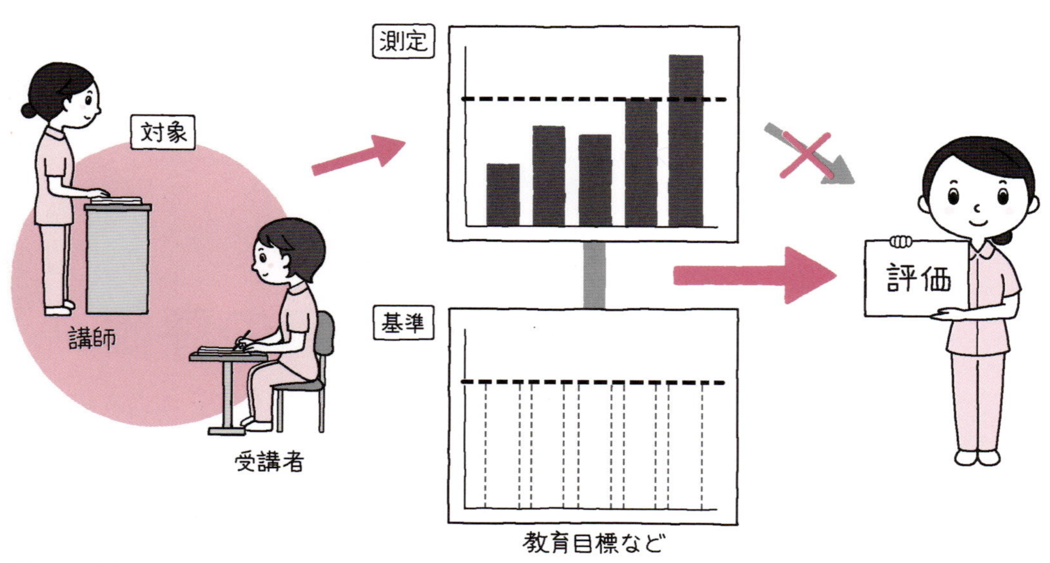

図6　測定と効果

目標が達成できなかった場合は，それはなぜか，どこをどうしたらよいかを考える．合格基準に達した場合も，なぜ目標が達成できたかを考え，次回以降の研修の企画につなげることが重要である．

1 レベル1（研修満足度）データを評価する

❶ データ評価の際の注意点

研修満足度アンケートなどを用いて測定したデータは，無効な回答を排除し，データの平均値を算出し，よかった点，悪かった点を判断する．アンケートは，知りたいことを間接的に探る方法なので得られる情報には限界があり，結果だけですべてを判断してはいけない．また，できるだけ同じ評価項目で，経年変化やほかの研修との比較を行うほうが意味のある分析が可能である．この中から，次回以降の企画のヒントが数多く見えてくる．

しかし，アンケートには偏った異常値が含まれることがあるので，その点は考慮して分析する必要がある．そのためには，研修担当者が研修に同席していると，異常値か否かを判断しやすい．

❷ アンケート結果ごとの評価の仕方

極端に悪い回答の人がいたときは，その理由などのコメント欄を合わせて読むことや，その個人が何か問題を抱えていないかを合わせて評価する．満足度にバラつきが出たときは，研修内容に問題がないか，アンケートのつくり方に問題がないか，受講者の背景にバラツキがないかなどから評価する．

大半の受講者の満足度が非常に高いときは，研修内容が受講者のニーズに一致したという評価でよい．ただし，記名式のアンケートに本音が書けなかった場合や，ニーズには合わなかったが講師の人柄がよかった場合，企画担当者への信頼度が厚い場合，などさまざまな要因も考えられる．

2 レベル2（学習到達度）データを評価する

❶ データ評価の際の注意点

学習到達度の評価の目的は，研修の企画の段階で設定した研修のゴール，すなわち行動目標に達したか否かを評価する．むずかしい統計手法を使用するよりも，シンプルな統計手法を用い，誰にとってもわかりやすく納得のいく解釈を導き出すことが重要である．データを表やグラフにしてまとめたり，平均値などのなじみやすい統計を用いたりすることで十分である．

また，質的データを収集した場合は，すべてのデータに目を通して全体を把握した後，分類するカテゴリーごとにすべてのデータを整理する．これによって偏りなくデータが整理できる．

❷ 行動目標が達成できなかった場合の対応

可能ならば，複数のデータを関連づけ，複数人で解釈の客観性を担保しながら評価する．行動目標が達成できなかった場合は，何が原因でそうなったのか，受講者はどこが理解できなかったのかを明らかにする．また，それらが研修プログラムの問題によるのか，質問の投げかけ方やひっかけ問題などテスト自体に問題があるのかなども同時に解明していく．

この作業も行うことによって，研修プログラムの改善点が明らかになる．

3 レベル3（行動変容度）データを評価する

❶データ評価の際の注意点

行動変容度と成果達成度の測定は，研修終了後からある程度時間が経ってから実施する．時間が経過することにより，測定結果の回収率が低下したり，回収に時間がかかったりすることがあるので注意する．

行動変容度の評価の目的は，研修で学んだ知識やスキルが期待どおりに臨床の場で活用されているか，期待したように行動が変化しているかを明らかにすることである．ここでは研修以外の要因も影響していることを考慮した分析が必要となる．そのためには，行動変容を証明する内容，さらには行動変容を促進した要因と逆に障害となった要因が分析できるような調査項目があるとよい．

❷行動変容の証明となる質問

前述した「実践に活かせる看護理論Ⅳ」研修（p.45）では，「研修後，患者とのかかわりや看護実践に変化はあったか否か」と「変化があったと回答した場合は，具体的にどのように変化したのかを記入する（患者や家族への直接的なかかわり，後輩指導場面，カンファレンスでの発言や看護記録の内容，他者への影響力など）」というアンケートによって行動変容の証拠にした．

さらに，促進要因と障害要因を分析できるような質問項目があれば，次年度の研修の改善につなげられる可能性がある．

4 レベル4（成果達成度）データを評価する

❶データ評価の際の注意点

成果達成度の評価目的は，研修によって期待したとおり，業績向上につながったか，組織に貢献できたか否かを明らかにすることである．また，測定データを金銭的価値に変換することが求められるが，何を指標にするかがむずかしいところである．

❷ 効果測定の可能性

たとえば，「2年目の看護職員」研修では，レベル4の効果測定は実施しなかったが，「実施報告書」(**資料23**)の評価で，退職率について触れた．これが，レベル4の効果測定の手がかりになるのではないかと考える．

研修の実施前後の離職率を算出し，減少した離職者数の看護師を新規に採用し，一人前に育成するために必要とされるコストを見積もることで，金銭的価値に換算が可能になる．また，実践例で示した「アサーティブ・トレーニング」(**資料17**，p.76)では，研修と因果関係がありそうな行動目標を設定して測定した．

実施した感覚では，直属の上司による評価は不適切と思われるものはなく，堤ら[1)]のいう「テーマや状況に詳しい見識者による見積もりによる識別」といえる．「業務に精通し，論理的な判断ができる見識者であれば，この方法を用いて教育効果の識別を依頼すること」が可能であるといわれているように，見識者による識別や，測定データを金額換算することで，レベル4の効果測定が可能になる．

5 実施報告書の作成

❶ 研修全体を評価する際のポイント

個々の行動目標の評価後(**資料19**)，研修全体を評価し課題を整理する．研修全体を評価する際の視点[2)]は以下に示すように，主に行動目標は研修目的と一貫性があったかを振り返ることである．

―研修方法は適切であったか
―時間配分は適切であったか
―講師は教育目的・目標の達成に適切であったか
―受講者の反応はどうであったか(受講中の様子・受講後のアンケート)
―研修環境は十分であったか(部屋の広さ，明るさ，スライドやホワイトボードの見やすさ，講師の声の届き方，騒音の有無)
―教材は適切であったか
―職場(部署)の協力体制は適切であったか
―職場(部署)における動機づけは適切であったか

評価の究極の目的は，研修を継続するか廃止するかを判断することである．継続する意味が見い出せた場合は，研修の見直しを行い，研修の有効性や改善した研修の有効性を明確にする．

❷ CAPDCサイクルを繰り返す

ここで，II章の「全体評価」のサイクルに戻ることになる．たった一度の実施で，完成する研修はありえない．粘り強くCAPDCのサイクルを繰り返すことで，研修の質を向上させていくことが，看護のマネジメントサイクルという考え方である．

また，次年度以降の研修計画の立案に活用するのはもちろんだが，今回の研修を受けた受講者に対するフォローアップなどの対策が必要か否かも判断する．フォローアップ研修がある場合は，そのときになんらかの対策を講じることができるが，予定がない場合でもフォローアップの方法や必要に応じてフォローアップ研修を企画する．

準備段階のやり取りも含む資料は，次年度以降の研修企画の際に問題点や課題を見い出すために適切に保管しておく．また，研修の企画者も変更になることもあるため，次年度に申し送る課題も記載する必要がある．

最後に，本書で紹介した「実践に活かせる看護理論研修 I ～IV」研修と「2年目の看護職員」研修の実施報告書を付録として掲載する(**資料20，21，22，23**)．研修全体の評価は，各実施報告書に「まとめて」記載した．複数回の研修に関する全体の評価は，「総括的評価」として，記載した(**資料22**)．

資料19　研修の評価

管理者用

クリニカルラダーレベルⅢ研修
平成○年度「実践に活かせる看護理論Ⅰ」実施報告書

平成○年○月○日
看護部教育委員会

1. 企画意図～12. 研修後課題（前述の資料11，p.57）

中略

13. 教育効果測定

1）行動目標1：看護理論を学ぶ意味を記述できる

結果・評価	【結果】 ○名中○名（92.3%）が記述していた．記述内容は，下記のとおりであった（重複記述あり）．（　）内は人数． ①分析の技能をはぐくむ（全受講者の30.8％） ・患者・家族をとらえ分析するためのベースとなる（4） ・患者の能力，背景，家族の状況などを正確に分析し実践できる（4） ②看護の実践・教育・研究の目的を決定（全受講者の26.9％） ・理論の視点を活用しかかわることで，問題点を明らかにし看護の方向性を見い出す（7） ・分析技能を育むことができ，教育や研究の発展につながる ③実践をサポートする（全受講者の65.4％） ・看護の視点が広がり，より質の高い看護が提供できる（11） ・理論を理解することで，患者や家族へ意図的にかかわることができる（2） ・事例の振り返りに活用でする ・実践している看護の裏付けとなる（3） ・看護を深め，看護観を深める ①～③のいずれかも記述していなかった2名は，「各理論の説明」，「理論は難しそうだが，理論に沿って看護を提供展開して自分の理解を深める」と記述していた． 【評価】 目標は達成できなかった．①～③のいずれも記述していなかった2名は，各理論について学習したこと，研修を通しての感想を記述しており，「看護理論を学ぶ意味について理解したことを書いてください」の設問に対する解釈が違っていたと思われる．学ぶ意味については，「③実践をサポートする」を選択した受講者が半数以上を占めていた．研修動機に，理論を活用しながら根拠をもって看護をしたいと挙げている受講者が多く，看護実践の後ろ盾として理論を考えていることがうかがえる．

2) 行動目標2：各看護理論の特徴を理解し，看護実践に活用する理論を1つ選択できる

<table>
<tr><td>結果・評価</td><td>

【結果】

全受講者が，理論を選択できた．

選択した理由

オレム看護論	○名
家族看護論	○名
マーガレット・ニューマン理論	○名

選択理由（重複回答あり）

看護の質向上のため臨床で実践したい	○名
自己の成長につながる	○名
理論の理解を深める	○名
理論へ共感した	○名
自己の振り返り	○名
病棟へ還元したい	○名

【評価】

目標は達成できた．選択理由としては，講義を聴き，理論の特性を踏まえながら実践への活用，自己の成長へつなげる，理論の理解を深めるなどであった．事例を取り入れた講義内容のため，現場でのイメージがつき，自分が実践したい看護理論を選択できた．

</td></tr>
</table>

3) 研修満足度

<table>
<tr><td>結果・評価</td><td>

【結果】

1) この研修は満足できるものでしたか

満足した	おおむね満足した	どちらともいえない	あまり満足しなかった	満足しなかった
○(46.2%)	○(46.2%)	0 (7.6%)	0	0

〈満足した・おおむね満足した理由〉

・実践する理論について事例を使用し具体的に説明してもらったことで活用していくイメージがつきやすかった

・理論は難しいと思っていた部分の印象がすこし変わった．とっつきにくかったが，すごくおもしろいと感じた

・看護理論に対する認識が変わった

・看護理論とは何なのか臨床にどう活かしていくことが効果的なのか理解することができました．また，各理論についてもう少し深く知りたいという意欲が生まれてよかったです

・看護理論の概論からそれぞれの理論の違いを分かりやすく学ぶことができたためなど

〈どちらともいえないの理由〉

・教科書が不要だった

・理論を使った患者とのかかわりはわかったが，その理論の根本について不透明と感じる部分もあった

2) 各講義の講義時間・配分は満足でしたか

満足した	おおむね満足した	どちらともいえない	あまり満足しなかった	満足しなかった
○(30.8%)	○(50.0%)	0 (15.4%)	0 (3.8%)	0

</td></tr>
</table>

資料19続く➡

資料19続き

結果・評価	〈満足した・おおむね満足した理由〉 ・休憩をすこしずつはさんでおりちょうどよかった ・内容も細かくわかりやすく，これ以上長い時間になるときつかったと思うが，ちょうどよかった ・それぞれの理論講義の中に事例が入っていたので，わかりやすくてよかったです．時間もあっという間に過ぎました ・質問にも対応していただき充実した ・途中で自分たちで考える時間などを入れてもらえたので，集中して聴講することができました ・1日を通して講義だったので1コマ1つの理論が少し長く感じた．1つの理論について途中5分くらい休憩や体操等入れてもらえるとリフレッシュでき，また集中して聞くことができると思う など 〈どちらともいえないの理由〉 ・長く，集中力がなくなってしまった ・1回の講義時間が長くお尻が痛いことがあった．1回の講義の中でも10分の休憩はほしいです ・具体例がとてもおもしろく，時間はあっという間でした 〈あまり満足しなかった〉 ・長い 3)感想・意見など ・患者だけでなく，看護師にも適当できる理論もあるのだと思いました．今後はスタッフにも勉強したことを活かせるようにしていきたいです ・理論というと難しい印象であった．実施は難しいが，看護を行っている実践と通じるところがあり，自分の看護観と似ている部分があり，よい機会であった ・このような研修ができる病院のレベルはすごく高い 【評価】 研修満足度は高かった．看護理論に関する認識の変化や，実践に活かしていける実感を得ることができたという意見があり，選択した理論は適切であった．講義時間・配分においては，「ちょうどよい」という意見が多く聴かれたが，長いという感想もあった．各論に関しては110分の設定であり講義内容によっては休憩など検討が必要である．

14. まとめ

1) 評価

理論を活用した質の高いケアの提供を目指し3つの理論を選択して研修を行った．当院は，地域がん診療連携拠点病院であり，○人在籍しているがん看護専門看護師の多くがニューマン理論をベースにした看護実践を行っている．このような背景から，今回初めてマーガレット・ニューマン理論を取り入れた．抽象度が高く難しい理論と思われたが，受講者○名がニューマン理論を選択した．受講者にとっても実践したいと考える理論であったと思われる．講義時間が長いという意見があったが，110分の講義時間は理論を理解するために必要であるため，休憩時間を検討する．

2) 課題

(1) 講義内容に合わせた休憩時間の検討

以上

資料20　研修の評価

■■ クリニカルラダーレベルⅢ研修 ■■

平成○年度「実践に活かせる看護理論Ⅱ」実施報告書

平成○年○月○日
看護部教育委員会

1．研修全体の目的

看護理論の理解を深め，選択した１つの看護理論に基づいた看護実践ができる

2．研修Ⅱの目的

1）選択した理論の理解が不十分な点を明確にして理解を深める
2）選択した看護理論の概念と理論に基づいた看護実践を再確認し，今後の看護実践の修正ができる

3．行動目標

1）選択した理論に基づいて実践している事例の経過を述べられる
2）グループワークの話し合いをもとに，選択した看護理論に基づいた看護の方向性について述べられる

*前年度の3月に作成した年間計画書（資料7，p.44）では，４つの行動目標をあげていた．しかし，詳細なプログラムを作成する段階で，理論担当のCNSへの相談依頼のルートを明確にしたため，当初あげていた行動目標を２つ削除して実施した．

4．対象者

実践に活かせる看護理論Ⅰ研修受講者

5．日時・場所

平成○年○月○日（○），半日研修13:00～17:00　○○教室

6．持参物

学習の整理①②用紙，選択した理論に関する書籍・文献など

7．服装

私服可，ネームプレート着用

8．事前課題

1）選択した理論の概念を学習し，「学習の整理①②」に記入する．「学習の整理①②」のコピーを○月○日までに提出する

2) 選択した理論に関して自己学習を深め，理解しにくかった点や看護理論を活用し実践している中での難点・疑問点を明確にし，理論担当者に相談したいこと，グループワークで話し合いたいことなどを具体的に考えてくる

9. タイムテーブル

時　間	内　容	担　当
13:00 ～ 13:10 (10分)	オリエンテーション	教育委員
13:10 ～ 16:30 (200分) グループ毎で適宜休憩	理論家別でグループワーク(1グループ3～5人) 1. 看護理論の確認(学習の整理①) 自己学習した内容を発表し，理解を深める 2. 事例紹介，看護実践の経過，疑問点など相談したいことを発表し，ディスカッションする(学習の整理②)	〈オレム看護論〉 がん看護CNS　母性看護CNS 〈家族看護論(渡辺式アセスメントモデル)〉 家族支援CNS　小児看護CNS 〈マーガレット・ニューマン理論〉 がん看護CNS　がん看護CNS
16:30 ～ 16:45	休憩(15分)	
16:45 ～ 17:00 (15分)	まとめ・アンケート	教育委員

10. 研修後課題

1) グループワークの意見交換やアドバイスを参考に，部署の先輩や理論担当のCNSと相談しながら看護実践を継続する

＊理論担当者のCNSと相談を希望する場合は，相談内容を明確にし，看護部教育委員会へ依頼する(日程等，看護部教育委員会で調整する)．

2) 選択した理論に基づいて実践している事例をまとめる．まとめた事例のコピーを○月○日(○)までに看護部教育委員会へ提出する

11. 参加者

受講者○名(名簿略)

12. 教育効果測定

1) 行動目標1：選択した理論に基づいて実践している事例の経過を述べられる

効果測定レベル	レベル2 (学習到達度)
効果測定データ	グループワークでの内容
評価条件(研修内容に対して)	1) グループワークで持参した「学習の整理②」を参考にしながら発表する 2) 評価は，各グループの教育委員が行う
合格基準(研修内容に対して)	全受講者が，グループワークで自己が記載した学習の整理②に沿って経過を述べ，経過や現状についてCNSや他受講者からの質問に答えられる

資料20続く ➡

資料20続き

結果・評価	【結果】 全員が事例や実践状況について説明できていた．ただし1名はかかわりが少なく，すべての質問に回答することができなかった． 【評価】 合格基準は達成できた．この時点での進行には受講者によって大きな差があるが，そのことにより理解が進んだり刺激を受けたりする様子があり，グループワークを行う上で効果的だった． 学習の整理②の「現在の進行状況」の項目が，患者の状況を記載するのか受講者の状況を記載するのかわかりにくい面があった．しかし進行状況の把握はでき，グループワークで深めていくことができたため特に支障はなかった．

2）行動目標2：グループワークの話し合いをもとに，選択した看護理論に基づいた看護の方向性について述べられる

効果測定レベル	レベル2（学習到達度）
効果測定データ	グループワークでの内容
評価条件（研修内容に対して）	1）グループワークで難点・疑問点について相談し，CNSや他受講者からの意見・アドバイスを受ける 2）評価は，各グループの教育委員が行う
合格基準（研修内容に対して）	全受講者が，グループワークの話し合いをもとに，選択した看護理論に基づいた看護の方向性が述べられる
結果・評価	【結果】 ○名（96%）が今後の看護の方向性を述べられていた．○名の受講者は事例での具体的介入ができておらず，アドバイスにうなずくが自ら方向性を述べられなかった．家族看護論においては，患者が亡くなってしまうと家族とそれ以上にかかわることはできず介入が途中で終了してしまう難しさがあった．ほかの理論家を選択した受講者は，外来やリハビリ時にかかわるなどの工夫を行っていた．難点・疑問点について相談することは全受講者が行えていた． 【評価】 合格基準は達成しなかった．しかし，受講者の主体的な行動を期待するレベルⅢ研修であるため合格基準は妥当であると評価する．ただし今年度は受講者へのサポート体制を変更したが，事前にＣＮＳに相談を開始するタイミングの理解が受講者によって違ったため，情報の明確な発信を行う必要がある．

3）研修満足度

効果測定レベル	レベル1（研修満足度）
効果測定データ	アンケートの記述内容を定量的・定性的に測定する
評価条件（研修内容に対して）	1）研修全体の満足度をリッカート尺度（5段階）で測定する．また「そのように回答した理由」を自由記載とし，記載内容を定性的に測定する 2）「今後の研修の改善点（内容・教材・講師・研修構成）など」の意見を自由記載とし，記載内容を定性的に測定する

結果・評価

【結果】

1) この研修は満足できるものでしたか

満足した	おおむね満足した	どちらともいえない	あまり満足しなかった	満足しなかった
○(87.5%)	○(12.5%)	0	0	0

〈満足した・おおむね満足した理由〉
・理論の理解を深めることができた
・グループワークでのアドバイスを受けて今後の方向性が見い出せた
・不明点や疑問点を明らかにすることができた　など

2) グループワークは研修課題を進めていくのに有効でしたか

有効だった	おおむね有効だった	どちらともいえない	あまり有効ではなかった	有効ではなかった
○(87.5%)	○(12.5%)	0	0	0

〈有効だった・おおむね有効だった理由〉
・さまざまな症例を聞くことができ，参考になった
・今後のスケジュールや方向性が見えた
・理論の学びが深まった
・アドバイスを受けて新しい視点に立つことができた　など

3) 感想・意見など
・理論を活用するのは難しいと思ったが，整理できたことですこし理解できたと思った
・大変だと思っていたが，皆悩んでいることも努力していることもわかり刺激を受けた
・グループワークで得たことを今後の展開で活かしていきたい　など

【評価】

研修満足度は高く，目標である理論への理解を深めることができたと答えた受講者が多かった．

13. まとめ

1) 評価

事前課題への取り組みには差があるものの，それぞれグループワークで活かすことができていた．また，研修開催時期も事例に取り組みながら疑問や不安に答えられるタイミングで実施できた．小グループのグループワークは，言葉の共通理解ができたこと，自己の考えや思いを表出できグループメンバーの意見を聞くことやCNSの的確なアドバイスにより方向性を見い出せていた．今年度この時期に理論の理解を深めるための研修を追加したことは有効だった．

今年度は部署でのサポート者を置かずCNSが受講者をサポートする体制をとったが，CNSに相談を開始するタイミングの理解が受講者によって違ったため，今回の研修の時に再度CNSをうまく活用するようインフォメーションした．

2) 課題

サポート体制の確実な伝達

以上

資料21　研修の評価

■■ クリニカルラダーレベルⅢ研修 ■■

平成○年度「実践に活かせる看護理論Ⅲ」実施報告書

平成○年○月○日
看護部教育委員会

1．研修全体の目的

看護理論の理解を深め，選択した1つの看護理論に基づいた看護実践ができる

2．研修Ⅱの目的

1）選択した看護理論に基づいて実践した事例を報告できる

2）示説発表の方法が理解できる

3．行動目標

1）選択した看護理論に基づいて実践した事例を報告できる

2）意見交換を通して，事例をまとめる上でのポイントが整理できる

3）示説発表の特徴と発表のポイントを押さえたポスターを作成できる

*前年度の3月に作成した年間計画書（資料7，p.44）では，4つの行動目標をあげていた．しかし，詳細なプログラムを作成する段階で，理論の視点を持った発言の評価が難しかったという担当者からの意見があり，行動目標を修正して実施した．

4．対象者

実践に活かせる看護理論Ⅰ・Ⅱ研修受講者

5．日時・場所

平成○年○月○日（○），半日研修13:00～17:00　○○教室

6．持参物

事例レポート，学習の整理①②用紙，選択した理論に関する書籍・文献など

7．服装

私服可，ネームプレート着用

8. 事前課題

1) 実践している事例をまとめる．事例レポートのコピーを○月○日(○)までに看護部教育委員会提出する
2) 発表に向けて確認したいこと，疑問点，理解が不十分な点を明確にし，CNSに相談したいこと，グループで話し合いたいことなどを具体的に考えてくる

9. タイムテーブル

時　間	内　容	担　当
13:00～13:10(10分)	オリエンテーション	教育委員
13:10～16:25 (195分) グループ毎で適宜休憩	【グループワーク】 理論家別にわかれ，事例を実践報告する(1グループ3～5人で研修Ⅱと同様のグループ構成)． 事例をまとめるにあたり，確認したいこと，疑問点，理解が不十分な点など相談したいことを発表し，ディスカッションする(1人30分前後)．	〈オレム看護論〉 がん看護CNS　母性看護CNS 〈家族看護論(渡辺式アセスメントモデル)〉 家族支援CNS　小児看護CNS 〈マーガレット・ニューマン理論〉 がん看護CNS　がん看護CNS
16:25～16:45 (20分)	【講義】 示説発表の特徴と発表の仕方	教育委員
16:45～17:00(15分)	まとめ・アンケート	教育委員

10. 研修後課題

1) グループワークの意見交換やアドバイスを参考に，部署の先輩やCNSと相談しながら実践報告をまとめる
2) 発表用のポスターを作成する．締め切り○月○日(○)までに看護部教育委員会へ提出する

11. 参加者

受講者24名(名簿略)

資料21続く➡

12. 教育効果測定

1)行動目標1：選択した看護理論に基づいて実践した事例を報告できる

効果測定レベル	レベル2(学習到達度)
効果測定データ	グループワークでの発言内容
評価条件(研修内容に対して)	1)実践を事例にまとめ，グループワークで報告する 2)評価は，各グループの教育委員が行う
合格基準(研修内容に対して)	全受講者が，事例の実践報告をし，CNSや他受講者からの質問に答えられる
結果・評価	【結果】 受講者全員が実践を報告し，質問に答えることができていた．意図的なかかわりを実践し，質問を受けて理解が深められていた．ただし，うち○名は関わりが少なく介入が見えにくい部分があった． 【評価】 目標行動は達成できた．グループワークは理論の理解を深め実践を進める上で適切だった．ただし，勤務状況などから患者さんやご家族，CNSとの時間調整が難しい受講者もおり，受講者によって進行度合いに差はみられた．

2)行動目標2：意見交換を通して，事例をまとめる上でのポイントが整理できる

効果測定レベル	レベル2(学習到達度)
効果測定データ	グループワークでの発言内容
評価条件(研修内容に対して)	1)疑問点を発言し解決できる．または，まとめる方向性を発言できる 2)評価は，各グループの教育委員が行う
合格基準(研修内容に対して)	全受講者が，疑問やまとめる方向性を発言できる
結果・評価	【結果】 受講者全員が疑問点や今後の方向性を発言できていた． 【評価】 行動目標は達成できた．グループワークは適切だったが，行動目標1での進行が行動目標2の結果にも結びつくため，実践が少ない受講者は方向性も見い出しにくくなっている．

3)行動目標3：示説発表の特徴と発表のポイントを押さえたポスターを作成できる

効果測定レベル	レベル2(学習到達度)
効果測定データ	研修Ⅳで掲示したポスターに対する他者評価
評価条件(研修内容に対して)	1)講義を参考に作成されている 2)評価は，研修Ⅳで評価用紙に沿って受講者が相互に行う
合格基準(研修内容に対して)	見やすさなどを3段階で評価し，各項目において「まったく思わない」または「まったくあてはまらない」の評価がない

<table>
<tr><td>結果・評価</td><td>【結果】
受講者が，2グループに分かれて発表会を行い，各グループで自分以外の11名のポスター評価を実施した．記入もれもあったため評価されていた数で集計を行った．
1）ポスターは見やすかったか（回答数255，無回答9）
<table><tr><th>とてもそう思う</th><th>そう思う</th><th>あまりそう思わない</th></tr><tr><td>○/○（42.4%）</td><td>○/○（52.9%）</td><td>○/○（4.7%）</td></tr></table>
〈とてもそう思うと評価した人の主な理由〉
・見やすい色
・文字が大きい，見やすい
・イラストや図があり視覚で伝わる
・配置がよい
など
〈そう思うと評価した人の主な理由〉
・実践（プロセス）がわかりやすい
・変化がわかりやすい
・実践がわかる図
など
〈あまりそう思わないと評価した人の主な理由〉
・ポスター記載内容より口頭での発表内容の方が重要だった
・字が小さく絵でスペースをとっている
・プロセスや変化がわかりづらい
【評価】
「とてもそう思う」「そう思う」の評価で100%になることを想定して，「まったく思わない」の評価がないという合格基準を設定したが，評価表に「まったく思わない」という評価項目を入れなかったため，正しく行動目標を評価できなかった．しかし，表現は違うが「あまりそう思わない」という評価があったことから見やすいポスターが作成されていなかったことはわかった．評価理由からポスター作成上の留意点は押さえることができたと考えたため，見やすいポスター作成ができるよう事前に学会などでポスターを閲覧する機会をもつよう促していく．また，理由は不明だが無回答も多かったことから，回答率を上げるために評価用紙を工夫する．</td></tr>
</table>

4）研修満足度

効果測定レベル	レベル1（研修満足度）
効果測定データ	アンケートの記述内容を定量的・定性的に測定する
評価条件（研修内容に対して）	1）研修全体の満足度をリッカート尺度（5段階）で測定する．また「そのように回答した理由」を自由記載とし，記載内容を定性的に測定する 2）「今後の研修の改善点（内容・教材・講師・研修構成）」などの意見を自由記載とし，記載内容を定性的に測定する

資料21続く➡

資料21続き

<table>
<tr><td>結果・評価</td><td>【結果】
1）研修満足度
<table><tr><th>満足した</th><th>おおむね満足</th><th>どちらともいえない</th><th>あまり満足しなかった</th><th>満足しなかった</th></tr><tr><td>○名(50%)</td><td>○名(50%)</td><td>0名</td><td>0名</td><td>0名</td></tr></table>〈満足した・おおむね満足した理由〉
・ほかの人の実践が参考になった
・助言を受けて学びが深まった
・助言を受けて疑問が解決した(解決できそう)　など
2）今後の研修の改善点
・示説発表までの時間がもうすこしほしい(2か月)
・ポスターの本物がみたい(学会などでの閲覧)
・病棟でほかの仕事をかけもちしていると進めるのが難しい　など
【評価】
疑問点の解決や他者からの学びが多く，満足度の高い研修だった．改善点として示説発表までの期間が短いという意見があり検討が必要．</td></tr>
</table>

13．まとめ

1）評価

今年度はグループワークの研修を増やし2回にした．実践・研修(グループワーク)を繰り返すことで，理論の理解がさらに深まり，実践での活用への道筋をつけることにつながった．研修日を増やしたことは効果的であり，理論に基づいた事例を報告するという目的は達成できた．研修をCNSがサポートすることの効果は大きいが，受講者によって進行に差が出ることもあり，部署における師長の声かけや支えも必要と考える．

また，アンケートで複数の受講者から研修Ⅳまでの期間が短いという意見があった．本研修(研修Ⅲ)から研修Ⅳまでの期間については，研修Ⅳ終了後に合わせて評価する．示説発表については，発表の方法を理解するという目的は達成できたが，見やすさの評価の低いポスターもあったため，ポスター発表を事前に見学するなど研修に臨む姿勢も併せて教育していく．

2）課題

(1)研修期間中の師長の動機づけや進行状況把握

(2)研修Ⅲの実施期間

以上

資料22　研修の評価

■■ クリニカルラダーレベルⅢ研修 ■■

平成○年度「実践に活かせる看護理論Ⅳ」実施報告書

平成○年○月○日
看護部教育委員会

1. 研修全体の目的

看護理論の理解を深め，選択した一つの看護理論に基づいた看護実践ができる

2. 研修Ⅳの目的

看護実践の発表を通して，看護理論を活用した看護実践の理解を深める

3. 行動目標

1)看護理論を活用した看護実践をポスター発表できる

2)他者の発表を聞いて学んだことを記述できる

3)研修で学んだ看護理論を活用し看護を実践できる

*前年度の3月に作成した年間計画書(資料7，p.44)では，他者の発表からの学びと課題に関するグループワークを予定していた．しかし，詳細なプログラムを作成する段階で，予想以上に受講者が多く，グループワークを予定通り実施するか，個々の発表後の質疑応答の時間を5分のままにするかを委員会の中で話し合い，グループワークを中止し，行動目標を修正して実施した．

4. 対象

実践に活かせる看護理論Ⅰ・Ⅱ・Ⅲの受講者

5. 日時・場所

○月○日(○)，半日研修13:00 ～ 17:00　○○教室

6. 服装

発表会に相応しい私服．ネームプレート着用

7. 事前課題

発表用のポスターを作成する(模造紙[縦160cm×横90cm]を配布)

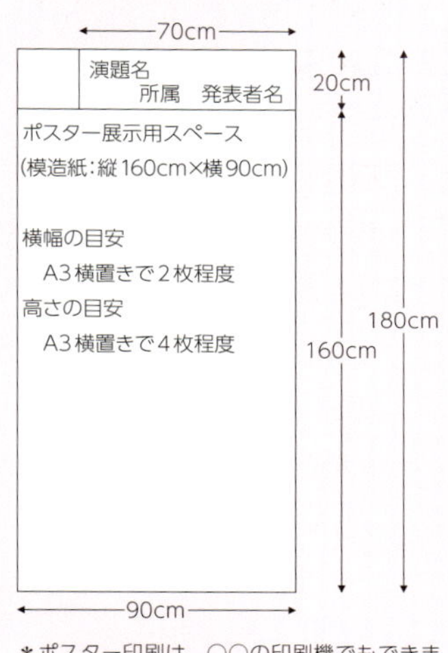

*ポスター印刷は，○○の印刷機でもできます．ただし，有料です．

資料22続く➡

〈作成上の留意点〉

1) 指定の模造紙の範囲内で内容を効果的に伝える工夫をする

2)「ポスター発表の特徴と発表の仕方」の講義内容を参考に作成する

3) 演題名(テーマ)／所属／発表者名を一番上に記載する

締め切り：○月○日(○)までに看護部教育委員会へ提出

8. タイムテーブル

時 間	内 容	担 当
13:00 ～ 13:10 (10分)	オリエンテーション	教育委員
13:10 ～ 13:40 (30分)	ポスター閲覧	
13:40 ～ 15:25 (105分)	ポスター発表(7名/12名) 1人15分(発表10分，質疑応答5分)	教育委員
15:25 ～ 15:35	休憩(10分)	
15:35 ～ 16:50 (75分)	ポスター発表(5名/12名) 1人15分(発表10分，質疑応答5分)	教育委員
16:50 ～ 17:00 (10分)	まとめ・アンケート記入	教育委員

9. 参加者

受講者24名(名簿略)

10. 教育効果測定

1) 行動目標1：看護理論を活用した看護実践をポスター発表できる

効果測定レベル	レベル2 (学習到達度)
効果測定データ	ポスター発表の内容
評価条件(研修内容に対して)	評価は，司会を担当する教育委員が行う
合格基準(研修内容に対して)	1) 時間内(10分)で発表できている 2) 理論を活用した看護実践の過程を発表している 3) 質問に適切に答えている 1) ～ 3) について全受講者が実施できている
結果・評価	【結果】 1) 時間内(10分)で発表できている 受講者○名中時間内で発表できたのは○名(75%)，時間を超過したのは○名(25%)だった．時間を超過した○名のうち○名は45秒以内，残り○人は1分と2分半のオーバーだった．

結果・評価	2）理論を活用した看護実践の過程を発表している 　受講者全員が発表できていた． 3）質問に適切に答えている 　質問のあった○名は質問に答えることができていた． 【評価】 合格基準は満たさなかったが，全員が理論を活用した看護実践を発表することができていた．発表時間を超過した受講者もおおむね時間を意識して準備がなされていた．

2）行動目標2：他者の発表を聞いて学んだことを記述できる

効果測定レベル	レベル2（学習到達度）
効果測定データ	アンケートの記述内容 自分の発表や他者の発表，質疑応答を通して気づいたこと，学んだこと
評価条件（研修内容に対して）	評価は，看護部教育委員が行う
合格基準（研修内容に対して）	全受講者が，自分の発表や他者の発表を聞いて学んだことについて記述している
結果・評価	【結果】 研修を通しての気づきや学びについては，1名を除く受講者が具体的に記述していた． 〈気づきや学びの主な記述内容〉 ・家族全体をとらえてアセスメントする ・自分の傾向がわかった ・対象のとらえ方やかかわりが広がった 　など 〈今後に活かしたいこと〉 ・理論を活用した実践 ・複雑事例への取り組み ・ほかの理論の使用 ・病棟への普及 【評価】 設問文を発表からの学びではなく，研修を通しての気づきや学びとしたため，目標に合致したものではなく評価できなかった． 受講者は看護理論を用いることで，自分の傾向に気づき対象を広く多面的にとらえることができるようになったと感じていた．そのことが自己の成長や対象に変化を促すことにつながり実践力を向上させた．また，自分の学んだ理論だけでなく，発表からほかの理論についても刺激を受けたことがうかがわれた．

資料22続く➡

資料22続き

3) 行動目標3：研修で学んだ看護理論を活用し看護を実践できる

<table>
<tr><td>効果測定レベル</td><td>レベル3（行動変容度）</td></tr>
<tr><td>効果測定データ</td><td>研修3か月後の12月初旬に受講者・師長を対象としたアンケート</td></tr>
<tr><td>評価条件（研修内容に対して）</td><td>同一のアンケート用紙に受講者・師長がそれぞれ以下の内容を記入する．
1)は単純集計，2)は定性的に評価する
1) 研修後，患者との関わりや看護実践に変化はあったか否か
2) 変化があったと回答した場合は，具体的にどのように変化したのかを記入する（患者や家族への直接的なかかわり，後輩指導場面，カンファレンスでの発言や看護記録の内容，他者への影響力など）
〈師長〉
受講者が記入した後に師長が評価し記入する．その後受講者へフィードバックを行う．</td></tr>
<tr><td>合格基準（研修内容に対して）</td><td>受講者と師長の両者の80%が「変化があった」と回答し，かつ具体的な変化を記入している．また，そのうち10%は他者に影響があったと回答している</td></tr>
<tr><td>結果・評価</td><td>【結果】
1) 研修後，患者との関わりや看護実践に変化はあったか否か
<table><tr><th></th><th>変化があった</th><th>変化はなかった</th></tr><tr><td>受講者</td><td>○名（95.8%）</td><td>○名（4.2%）</td></tr><tr><td>師長</td><td>○名（95.8%）</td><td>○名（4.2%）</td></tr></table>
2) 主な具体的変化（複数回答）
(1) 受講者
・答えを引き出そうとしたり先入観をもってかかわったりするのではなく，対象の価値観を理解し，ありのままの患者家族を受け入れる，強みを活かそうと考えるようになった
・多角的な視点がもてるようになった
・感情のコントロールの大切さに気づいた，またコントロールできるようになった
など
(2) 師長
・答えを引き出そうとしたり先入観をもってかかわったりするのではなく，対象の価値観を理解し，ありのままの患者家族を受け入れる，強みを活かそうと考えるようになった
・タイムリーな実践を行っている
・スタッフに理論の紹介や理論に基づいた助言を行うようになった
・意図的にかかわるようになった
・積極的な介入をするようになった
など
3) 変化がなかったと記載した○名については，師長もその受講者に変化はなかったと回答していた．受講者は，患者と接するときの気負いは減ったが，実践に変化はないと記述していた．師長は研修での学びを次のケアに活かしてほしいと思い</td></tr>
</table>

結果・評価	ながらも，自分のあり方について悩む受講者に対し，今悩むことが意味あることだと考え自分で答えを出すことを信じて見守っていると答えていた． 4)変化があった受講者のうち他者に影響があったと回答した師長 | 他者に影響があった | 他者に影響はなかった | | ○名(69.6%) | ○名(30.4%) | 5)主な他者への影響 ・カンファレンスでの発言が増えスタッフに好影響 ・スタッフの行動変化 (情報収集できる，家族背景を考える，多角的視点をもつ，病気の受容に興味をもつ) ・理論に基づいた指導や助言を行っている ・実践のロールモデル など 【評価】 合格基準に達した．研修を通した実践で自信がもて，受講者の考え方や行動の変化が，他者に影響を与えることにつながった．

4)研修満足度

効果測定レベル	レベル1(研修満足度)
効果測定データ	アンケートの記述内容を定量的・定性的に測定する
評価条件(研修内容に対して)	1)研修全体の満足度をリッカート尺度(5段階)で定量的に，「そのように回答した理由」は自由記載とし定性的に測定する 2)「今後の研修の改善点(内容・教材・講師・研修構成)など」を自由記載とし，記載内容を定性的に測定する
結果・評価	【結果】 1)研修満足度 | 満足 | おおむね満足 | どちらともいえない | あまり満足しなかった | 満足しなかった | | ○名(58.3%) | ○名(41.7%) | 0名 | 0名 | 0名 | 〈満足・おおむね満足の理由〉 ・CNSによるサポート，フォローが手厚い ・理論を後追いではなく実践できたから ・大きな学びになった ・自分の傾向がわかった ・ほかの受講者との意見交換や発表がとても勉強になった など 2)研修Ⅳに対する意見 ・紙でなくパワーポイントがよかった ・期間や発表等，ときにほかの理論の発表も聞けたことがよかった など

資料22続く➡

資料22続き

結果・評価	3）看護理論研修全体を通しての意見 ・研修Ⅲから Ⅳまでの期間がもうすこし（2か月）ほしい ・危機理論をイメージして研修に参加したが，急性期においても活用できる理論が多くあることを知った など 【評価】 CNSによるサポートで学びも大きく，実践できた達成感が研修満足度をさらに高めた．研修Ⅲでの意見同様，研修Ⅲから Ⅳまでの期間延長の希望があり，研修全体を振り返って検討する．また，年間計画を途中で修正したが，研修案内の配布のみで詳細を通知しなかったため困惑した受講者がいた．配慮が足りなかったことを反省する．

11．まとめ

1）評価

受講者は理論を活用した実践をまとめポスター発表できた．その過程で自己の成長や対象の変化を感じ，そのことが次の実践や同僚に影響を及ぼすなどの好循環につながった．研修目的は達成できた．ただし，研修Ⅲから発表までの期間が1か月だったため，部署の上司やスタッフに確認してもらう時間がないままにポスター作成を行わなければならない状況もあった．研修Ⅲから Ⅳまでの期間の延長を検討する．

2）課題

（1）理論Ⅲと Ⅳの研修間隔

12．総括的評価

研修に初めて取り入れたニューマンの理論や，オレムの理論，家族看護理論（渡辺式アセスメントモデル）いずれも部署を問わずに使用でき看護理論の選択は適切だった．今年度の研修は，当初CNSと受講者との連絡がスムーズでない点もあったが，担当のCNSをつけたことで理論の理解を大きく深めた．さらに研修日を増やしたグループワークでのディスカッションが実践の後押しにつながった．ただ時間の制約や部署における業務や役割と研修を並行させることに負担感を感じている受講者もおり，師長の支えも大切であると思われる．

受講者の達成感も大きく，他者に影響を及ぼすことにもつながった．看護理論に基づいた看護実践ができるという研修全体の目的は達成できた．

以上

資料23　研修の評価

■■ クリニカルラダーレベルⅡ研修 ■■

平成○年度「2年目の看護職員研修」実施報告書

平成○年○月○日
看護部教育委員会

【企画意図】

今年入職後2年目を迎えた看護職員は，昨年新病院への引っ越しにより病院・病棟ともにあわただしい環境の中で新人看護職員の時期を過ごした．また，新人看護職員研修は毎月のように行われていたが，この4月には先輩看護職員となり，同期入職者どうしで話し合う機会も減ったと感じていると予測される．キャリア・ストレスとして代表的なものにリアリティショックがあり，それが持続する期間には個人差はあるが，最も長くて3年といわれている．

そこで，入職2年目を迎えた看護職員を対象に，チームメンバーとしての1年6か月を振り返り，今後の自分について考える機会をもてるような研修を企画した．これまでの新人看護職員研修では，既に企画された研修に受動的に参加していたが，クリニカルラダーレベルⅠを認定された後は，所属部署の専門性を自ら高めることが必要である．したがって，本研修では，自分に必要な知識・技術を自ら考え，そのうえで講義・演習のテーマを選択式にする企画にした．

1．目的

1）看護実践する上で必要な専門的知識・技術を習得する
2）メンバーシップの実践とリーダーの見学を通して，チームの一員としての今後のあり方を考える

2．行動目標

1）講義のテーマを選択した動機を述べられる
2）選択したテーマに関する知識・技術のポイントについての質問に答えられる
3）チームの一員としての今後の自分の展望について述べられる
4）リーダーの見学体験を，今後のメンバーシップにどのように活用するかを記述できる（ラダーⅠ認定者のみ）

資料23続く➡

資料23続き

3. 対象

○○年度新人看護職員研修受講者　＊講義は受講者以外の聴講可

4. 服装

テーマによるため，後日連絡

5. タイムテーブル

時　間	内　容	担　当
8:30 ～ 8:40（10分）	オリエンテーション	教育委員
8:40 ～ 9:40（60分）	【グループワーク】 「メンバーシップを発揮した実践について」 「チームの一員としての今後の自分について」	教育委員
9:40 ～ 9:50（10分）	休憩	
9:50 ～ 12:00 （休憩10分を含む130分）	【講義・演習】 各テーマに沿った講義・演習	各講師
12:00 ～ 12:30（20分）	教育効果測定・まとめ	教育委員

6. 日程

日　程	講義・演習のテーマ	講　師	場　所
○月○日（○）	アセスメントに活用する検査データ	GICU師長	○○
○月○日（○）	わかる　看れる　脳卒中	救急看護CN 脳卒中ﾘﾊﾋﾞﾘﾃｰｼｮﾝ看護CN	○○
○月○日（○）	小児のフィジカルアセスメント	新生児集中ケアCN 小児救急看護CN	○○
○月○日（○）	看護に活かす認知症・せん妄ケア	認知症看護CN	○○
○月○日（○）	輸液管理の基礎知識	小児救急看護CN	○○
○月○日（○）	糖尿病をもつ患者への看護 （インスリン療法・小児の内容を含む）	糖尿病看護CN	○○
○月○日（○）	家族とかかわるための基本的なケア （小児の内容を含む）	家族支援看護CNS 小児看護CNS	○○
○月○日（○）	がん患者の病気の受容過程 －がん体験の理解と支援のあり方－	がん看護CNS	○○

7. 研修後課題（クリニカルラダーレベルⅠ認定者のみ）

1）研修後，各部署において，日勤またはLDリーダーのシャドーイングを体験する．ただし，シャドーイングの実施時間は，各病棟で設定することとする

2）レポートテーマ：「リーダーのシャドーイングを通して学んだこと，今後のメンバーシップの発揮に活かすこと」（A4用紙1枚程度）

3）締め切り：平成○年○月○日（○）○時

8. 参加者

各研修の名簿略

9. 教育効果測定

1）行動目標1：講義のテーマを選択した動機を述べられる

効果測定レベル	レベル2（学習到達度）
効果測定データ	参加申し込み用紙
評価条件（研修内容に対して）	1）研修テーマを選択した動機を記入する 2）評価は，看護部教育委員が行う
合格基準（研修内容に対して）	全受講者が，研修テーマを選択した動機・理由を記入している
結果・評価	【結果】 全受講者が研修テーマを選択した動機・理由を記入していた． 【評価】 目標行動は達成できた．動機の多くが，日々の仕事の中で悩んでいたり，力不足と感じていたりすることをしっかり学びたいという内容であり，研修テーマが受講者のニーズに合っていたと評価する．

2）行動目標2：選択したテーマに関する知識・技術のポイントについての質問に答えられる

効果測定レベル	レベル2（学習到達度）
効果測定データ	研修終了後の理解度確認テスト
評価条件（研修内容に対して）	（1）講義資料を見ずにテーマ毎の問題に答える （2）アナライザーを使用する （3）評価は看護部教育委員が行う
合格基準（研修内容に対して）	各設問に対して，全受講者の8割が正解している

資料23続く➡

資料23続き

結果・評価	【結果】(　　)内は正解率 1.アセスメントに活用する検査データ 問1．CRP (87.9%)　問2．血清クレアチニン値(98.3%)　問3．動脈血のpH (96.6%)　問4．酸素化係数(100%)　問5．術後のCRP (87.9%) 2.小児のフィジカルアセスメント 問1．子どもとは(85.7%)　問2．神経系アセスメント値(100%)　問3．フィジカルアセスメント(92.9%)　問4．初期評価(92.9%)　問5．SAMPLE (71.4%) 3. わかる　看れる　脳卒中 問1．脳梗塞の原因(100%)　問2．内頸動脈(42.9%)　問3．NIHSS (100%)　問4．対光反射(100%)　問5．離床(100%) 4. 看護に活かす認知症・せん妄ケア 問1．認知症(68.2%)　問2．認知症者(91.3%)　問3．情報収集(100%)　問4．リアリティオリエンテーション(91.3%)　問5．せん妄(81.8%) 5. 輸液管理の基礎知識 問1．生体内の水分量(100%)　問2．生体内の水分(70.0%)　問3．血管内の浸透圧(63.6%)　問4．輸液中のカリウム(100%)　問5．生理食塩水の血管内分布(81.8%) 6. 糖尿病をもつ患者への看護 問1．介入モデル(80.0%)　問2．成人学習者の教育(80.0%)　問3．治療拒否(100%)　問4．重症度(100%)　問5．強化療法(100%) 7．家族と関わるための基本的なケア 問1. 家族の病気(100%)　問2. 家族への介入(100%)　問3. 家族とは(100%)　問4．家族アセスメント(100%)　問5．家族の苦情(100%) 8．がん患者の病気の受容過程 問1．精神症状(92.9%)　問2．介入時期(100%)　問3．パニック時の対応(96.4%)　問4．現状否認(92.0%)　問5．怒り(96.4%) 【評価】 目標行動は達成できなかった．8割に満たなかったのは，「小児のフィジカルアセスメント」の1問，「わかる　看れる　脳卒中」の1問，「看護に活かす認知症・せん妄ケア」の1問，「輸液管理の基礎知識」の2問であった．2つの研修を同時に進行し，担当者が講義に参加することができなかったため，講義方法等の詳細は評価できないが，テーマによっての問題の難易度に差が見られたことが影響していると考えられる．

3) 行動目標3：チームの一員としての今後の展望について述べられる

効果測定レベル	レベル2（学習到達度）
効果測定データ	グループワークの発言内容
評価条件（研修内容に対して）	1）チームの一員としての今後の自分について述べる 2）評価は，グループ担当のファシリテーター（教育委員）が行う
合格基準（研修内容に対して）	全受講者が，今後の展望について発言している
結果・評価	【結果】 1名を除いて全員が話していた． 【評価】 目標行動は達成できなかった．今後の展望について発言できなかった1名は，新病院になってから仕事の内容が変わり，患者から自分に対するクレームが多い現状のみを語り，今後に意識が向けられなかった．ほかの受講者は，役割拡大による負担感を語りつつも，メンバーとしての自己の成長とやりがいについて発言できていた．

4) 行動目標4：リーダーの見学体験を，今後のメンバーシップにどのように活用するかを記述できる

効果測定レベル	レベル2（学習到達度）（クリニカルラダーレベルⅠ認定者のみ）
効果測定データ	研修後の課題レポート内容
評価条件（研修内容に対して）	1）課題レポートは，研修終了後に各部署でリーダーのシャドーイング実施後に記述する 2）評価は，看護部教育委員が行う 3）提出期限○月末日までに提出されたものを対象とする
合格基準（研修内容に対して）	クリニカルラダーレベルⅠを認定されている全受講者が，以下の2点を記述している ・リーダーのシャドーイングを通して学んだこと ・今後のメンバーシップの発揮に活かすこと
結果・評価	【結果】 ○名（89.2%）の提出があった．○名は学んだことのみ記述していた．○名は批判的に，もう○名はリーダーの役割は何かを常に考えながら見学していたため，リーダーシップ発揮のための課題が記載されていた． 「シャドーイングを通して学んだこと」の主な内容 ・リーダーは全体を俯瞰し，状況把握が的確 ・リーダーは常に多重課題で優先順位を決めて行動 ・コミュニケーション（3wayコミュニケーション）の重要性 ・知識やアセスメント力の重要性 など

資料23続く➡

資料23続き

結果・評価	「今後のメンバーシップの発揮に活かすこと」の主な内容 ・病棟全体の状況を把握しながら，広い視野をもって仕事をする ・時間管理を実施する ・メンバーどうしの声かけを意識して行う ・情報のアセスメントを行い，報告・連絡・相談をする など 【評価】 目標は達成できなかった．しかし，大半の受講者は，リーダーのシャドーイングを通して，リーダーとメンバーの連携の在り方，リーダーの視点から求められるメンバーシップについて考え，自己の課題として整理できた．

5）研修満足度

効果測定レベル	レベル1（研修満足度）
効果測定データ	アンケートの記述内容を定量的・定性的に測定する
評価条件（研修内容に対して）	1）研修全体の満足度をリッカート尺度（5段階）で測定する．また「そのように回答した理由」を自由記載とし，記載内容を定性的に測定する 2）「今後の研修の改善点（内容・教材・講師・研修構成）など」の意見を自由記載とし，記載内容を定性的に測定する
結果・評価	【結果】 1.講義・演習の満足度 研修毎に集計：略 2.意見・感想 1）グループワークに関して ・他病棟の同期と会う機会になり，グループワークで思いの表出ができ，共感できた ・同期で悩みや成長などを共有でき，がんばろうと思えた・刺激になった ・同期とゆっくり本音を語ることで気持ちが落ち着いた・がんばろうと思えた ・同期が同じような思いを抱いていることがわかり，仕事に対する向き合い方を考えるいい機会になった など 2）選択式のプログラムに関して ・自分の興味あるテーマを選択できた ・選択式で自分の学びたいことを深められてよい ・2年目以降は，精神面よりも技術面で未熟な点が多いので，今回のように選択形式で知識・技術の研修があるとよい など 3）2年目研修の実施時期・時間等に関して ・ちょうどよい時期・時間だった ・午前中だけだったので集中できた ・病棟で提示される研修は，まだ自分で行きにくいので，2年目特有で選択できる研修はありがたい など

結果・評価	【評価】 全テーマにおいて，学びになったことと今後の看護に活かせることが記述され，満足度の高い研修であった．選択式のプログラムにより，自分の興味で学習ができることも満足度の高さに影響したと思われる．また，グループワークでは，同期と悩みや成長を共有でき，がんばろうと前向きになったという感想が多く聞かれており，この時期のグループワークの必要性が感じられる．

10. まとめ

1) 評価

今年度は，入職2年目(昨年度入職者)の看護職員を対象にした研修を初めて実施した．自分に必要な知識・技術を自ら考えて選択するプログラムは，全テーマにおいて満足度が高かった．テーマによって理解度テストの難易度に差がみられ，学習到達度の目標は達成できなかったが，看護実践する上で必要な専門的知識・技術を習得するという目的は達成できたと評価する．

グループワークでは，フォローアップ2月の事後課題(7月提出)として一度提出したテーマに基づいた話し合いのためか，活発な意見交換にならず，仕事の忙しさから退職を口にする受講者も多くいた．しかし，研修後のアンケートでは，前向きになったという感想が多く聞かれ，この時期のグループワークの必要性が感じられる．昨年度入職者の1年目の退職率が3.5% (前年2.8%)，2年目の退職率が7.9% (3月退職予定者を含む) (前年6.9%)であり，前年に比べるとやや上昇している．しかし，新病院への引っ越し等のあわただしい環境の中で，新人看護師として過ごしたことを考慮すると，本研修で同期と悩みなどを共有できたことが，この退職率に留まったことも考えられる．

リーダーのシャドーイングからは，リーダーの役割やメンバーシップの発揮に活かすこと，リーダー役割を担うための自己の課題などが記載されていた．今後のメンバーシップの発揮，リーダー役割への前向きな取り組みなどが期待できる．なお，チームの一員としての今後のあり方を考えることを狙うのであれば，新人看護職員フォローアップ研修2月の研修後課題提出後に，リーダー見学を事前課題とした2年目研修を実施し，その学びをグループワークで共有するなどの企画の検討が必要である．

2) 課題

・リーダーのシャドーイング時期の検討

以上

CRP：C-reactive Protein

SAMPLE：Signs and Symptoms, Allergy, Medication, Past medical history, Last meal, Event leading to presentation

NIHSS：National Institute of Health Stroke Scale

3wayコミュニケーション：AがBに指示を伝えるのが1way．その後にBがAにその内容を復唱し伝えるのが2way．さらにその後AがBに指示内容を復唱するのが3way．例えば，A：「Bさん，◯◯を△△して下さい」→B：「◯◯を△△するのですね」→A：「そうです，◯◯を△△してください」というもの．

引用・参考文献

1）堤宇一編著：はじめての教育効果測定―教育研修の質を高めるために，p.186-187，日科技連出版社，2007.

2）公益社団法人日本看護協会：「継続教育の基準ver.2」活用のためのガイド，p.83，2013. https://www.nurse.or.jp/nursing/education/keizoku/pdf/ver2-guide-2-all-0805.pdfより2016年10月19日検索

本書全体にわたる参考文献

- 中原淳編著：企業内人材育成入門―人を育てる心理・教育学の基本理論を学ぶ，ダイヤモンド社，2006.
- 中原淳編著：職場学習の探求―企業人の成長を考える実証研究，生産性出版，2012.
- 中原淳：職場学習論―仕事の学びを科学する，東京大学出版会，2010.
- 佐藤大輔編著：「創造性」を育てる教育とマネジメント―大学教育を革新するアカデミック・コーチングへ，同文館出版，2014.
- 松尾睦：経験からの学習ープロフェッショナルへの成長プロセス，同文舘出版，2006.
- 平松陽一：教育研修の効果測定と評価のしかた，改訂新版，日興企画，2010.
- 平松陽一：教育研修プラン推進マニュアル，改訂新版，日興企画，2010.
- ジャック J．フィリップス：教育研修効果測定ハンドブック，日本能率協会マネジメントセンター，（渡辺直登ほか監訳），1999.
- 渋谷美香：はじめての教育委員―研究企画のキホン，日本看護協会出版会，2010.
- 阿部幸恵：臨床実践力を育てる！ 看護のためのシミュレーション教育，医学書院，2013.

Memo

Index

欧文

あ行

か行

成果の出る院内研修を演出する
看護のマネジメントサイクル

2016年12月20日　初版　第1刷発行

著　　者　猪又　克子（いのまた　かつこ）
発 行 人　影山　博之
編 集 人　向井　直人

発 行 所　株式会社 学研メディカル秀潤社
〒141-8414　東京都品川区西五反田2-11-8
発 売 元　株式会社 学研プラス
〒141-8415　東京都品川区西五反田2-11-8

印刷製本　凸版印刷株式会社

この本に関する各種お問い合わせ先
【電話の場合】
●編集内容についてはTel 03-6431-1237（編集部）
●在庫，不良品（落丁，乱丁）についてはTel 03-6431-1234（営業部）
【文書の場合】
●〒141-8418　東京都品川区西五反田2-11-8
学研お客様センター『成果の出る院内研修を演出する看護のマネジメントサイクル』係

●ショメイ：セイカノデルインナイケンシュウヲエンシュツスルカンゴノマネジメントサイクル